DR CASIMIR DAUMAS

LES EAUX MINÉRALES

DE

VICHY

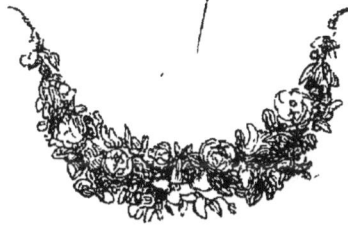

PARIS

HENRI PLON, ÉDITEUR

8, RUE GARANCIÈRE

1860

LES EAUX DE VICHY

◦—◦

PARIS. TYPOGRAPHIE DE HENRI PLON,
IMPRIMEUR DE L'EMPEREUR,
8, RUE GARANCIÈRE.

◦—◦

ÉTUDE

BIOGRAPHIQUE ET MÉDICALE

DES

SOURCES DE VICHY

PAR

LE Dr CASIMIR DAUMAS

MÉDECIN AUX EAUX DE VICHY.

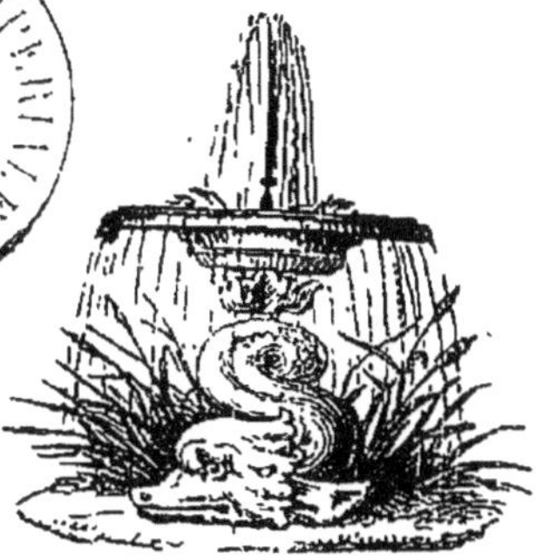

PARIS

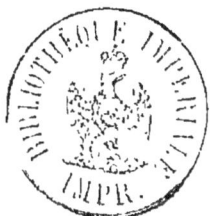

HENRI PLON, IMPRIMEUR-ÉDITEUR,
8, RUE GARANCIÈRE.

1860

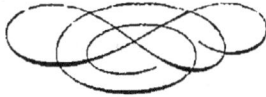

J'adresse ce travail modeste à mes confrères étrangers à la pratique des eaux. Ce n'est pas une étude complète que je leur offre, mais un résumé des indications qui se rattachent de plus près, aux sources de Vichy. J'ai essayé de suppléer, dans une faible mesure, aux observations que leur éloignement les empêche de faire, et de réunir, en quelques pages, les renseignements nécessaires pour qu'ils puissent diriger, en connaissance de cause, leurs malades vers nos thermes. — Les eaux minérales constituent la ressource la plus précieuse de la thérapeutique contre les maladies chroniques : c'est un bien que l'habitude de leur usage se propage et se généralise, et le bien serait plus grand encore si nous parvenions à déterminer la portée exacte et les résultats complets de cette médica-

tion. Pour cela le concours de nos confrères nous
est indispensable. Il serait à désirer que chaque
malade, en venant aux eaux, apportât son histoire
pathologique, écrite par son médecin ordinaire,
auquel nous transmettrions en retour les détails
précis et les effets immédiats de la cure, et qui aurait ensuite à surveiller et à nous faire connaître
les effets consécutifs du traitement.

Si cet appel est entendu, j'aurai utilement employé mon temps, dans l'intérêt de la science et
dans l'intérêt des malades.

Dᵣ DAUMAS,

à Vichy, rue Lucas (Hôtel Britannique)

Avril 1860.

ÉTUDE

BIOGRAPHIQUE ET MÉDICALE

DES

SOURCES DE VICHY

Vichy (*Vicus callidus*), la bourgade aux eaux chaudes, est la plus brillante et une des plus anciennes stations thermales de France. Située sur une des rives de l'Allier, au centre d'un bassin entouré, de toutes parts, par des collines peu élevées, elle servait déjà, il y a plus de deux cents ans, de lieu de rendez-vous aux habitants de la contrée et aux malades riches, qui pouvaient venir, de plus loin, essayer la puissance curative de ses eaux. Le premier Intendant des eaux date de Henri IV, qui l'institua par un édit de 1603.

Madame de Sévigné nous a laissé de charmants petits tableaux, que tout le monde connaît, des ther-

mes de Vichy, des mœurs du pays, de la qualité et
des habitudes des buveurs de son temps. Il y a dans
ses lettres, rendues par là doublement intéressantes,
presque autant de bonne médecine et beaucoup
plus de littérature, que dans les écrits des médecins de l'époque. On y voit figurer une foule de
noms, que l'histoire nous a conservés, au milieu de
la société élégante et précieuse, à laquelle l'aimable
marquise appartenait. Les Lettres de madame de
Sévigné, du reste, c'est de l'histoire, et l'on peut se
convaincre, en les lisant, que les grands seigneurs
d'autrefois, avec moins de bien-être, pour tout ce
qui touche à la vie aux eaux, n'avaient pas plus
d'imagination que les baigneurs de nos jours, pour
se distraire et égayer leurs loisirs. L'usage était
alors de se visiter plus souvent, de passer de longues heures à voir danser la bourrée, et le reste du
temps à admirer le paysage. « Je vais être seule et
» j'en suis fort aise ; pourvu qu'on ne m'ôte pas le
» pays charmant, la rivière de l'Allier, mille petits
» bois, des ruisseaux, des prairies, des moutons,
» des chèvres, des paysannes qui dansent la bourrée
» dans les champs..... »

La charmante femme rêvait dans ses promenades
des délices de l'Astrée, et, en dépit de son rhuma-
tisme goutteux, se tenait prête à voir apparaître à
chaque pas et venir à elle un berger du Lignon. —
De nos jours on se laisse moins aller à de sembla-

bles espérances ; mais à tout bien peser, et le paysage étant resté le même, il vaut encore mieux, croyons-nous, vivre et se baigner à Vichy au dix-neuvième siècle, que s'y être baigné et y avoir vécu au dix-septième.

Les buveurs d'autrefois, comme ceux d'aujour-d'hui, paraissent d'ailleurs avoir été surtout pré-occupés des soins à donner à leur santé. « Dès le » matin, on prend les eaux, on les rend, on cause » confidentiellement de la manière dont on les rend, » et cela dure jusqu'à midi. » Le reste de la journée, donné à la vie calme et contemplative, devait en-suite aider puissamment, à l'effet salutaire du trai-tement. Mais il n'y avait pas alors à Vichy de véritable établissement thermal. Tout l'appareil balnéaire était renfermé dans un petit bâtiment, qui servait à peine d'abri contre les intempéries de l'air, et dont tous les malades, sans distinction, riches, pauvres et grands seigneurs, hommes et femmes, se disputaient les rares baignoires. Ce bâtiment s'ap-pelait la *Maison du Roi.* Sur la porte d'entrée on lisait cette rude et âpre inscription :

Lava te et porta grabatum.

On sait ce que madame de Sévigné a dit de la douche, et certainement cela peut paraître terrible ; mais dans nos mœurs et au point de vue de la pro-preté, les bains, il faut en convenir, devaient être

une chose horrible. Aussi le traitement thermal, à
cette époque, consistait principalement dans l'eau
prise en boisson, et malgré des améliorations crois-
santes, qui datent du voyage que firent à Vichy,
en 1785, Mesdames, tantes de Louis XVI, cela a
duré ainsi jusqu'à l'entier achèvement, en 1829,
de l'établissement thermal actuel.

I

SOURCES DE VICHY.

CONSIDÉRATIONS GÉNÉRALES. — PROPRIÉTÉS PHYSIQUES
ET CHIMIQUES DES EAUX DE VICHY.

Il y avait jadis à Vichy six sources, toutes naturelles, qui formaient la station thermale et pouvaient fournir aux besoins des malades; aujour-
d'hui il y en a treize, sans y comprendre les
sources de Cusset. Cette augmentation, amenée en
partie par des jaillissements nouveaux, est due
principalement à des travaux de sondage, exécutés
dans ces dernières années. Les anciennes sources,
celles qui existaient au dix-septième et au dix-hui-
tième siècle, et dont une seule, le *Puits Carré,*
était recueillie pour l'usage des malades, dans la
Maison du Roi, se trouvent toutes renfermées dans
l'espace compris entre les Célestins et le grand établissement, à une distance extrême d'un kilomètre
environ. C'est cet espace qui constituait l'ancien

bassin, et qui constitue encore le vrai bassin des eaux de Vichy, dont le diamètre et la circonférence, par le fait de l'adjonction des sources nouvelles, ont été de nos jours considérablement agrandis.

Les anciennes sources sont : l'*Hôpital*, la *Grande-Grille*, le *Puits Carré*, le *Puits Chomel*, la source *Lucas* ou des *Acacias*, et celle des *Célestins*. — Les nouvelles comprennent le *Puits Lardy*, la *Nouvelle des Célestins*, celles de *Saint-Yorre*, celles du *Parc*, de *Mesdames*, d'*Hauterive* et de *Vaisse*. Parmi ces dernières, deux sont naturelles, la Nouvelle des Célestins et celles de Saint-Yorre ; les autres ont été obtenues à l'aide de forages ou puits artésiens. Cela fait pour le bassin actuel de Vichy huit sources naturelles et cinq artificielles ou artésiennes.

Toutes les eaux de Vichy, de quelque source qu'elles proviennent, se ressemblent à la vue et au goût, et ne diffèrent physiquement que par leur degré de chaleur ou de thermalité. Elles sont claires, demi-limpides et gazeuses. Quand on les puise dans un verre, elles dégagent une quantité de bulles d'acide carbonique, qui s'attachent aux parois du vase et montent à la surface. C'est cet acide carbonique, qui leur donne la propriété de faire revivre les roses fanées, phénomène qui émerveillait madame de Sévigné, et que son médecin, galant homme qu'elle aimait beaucoup « parce qu'il était amusant, » ne pouvait pas lui expliquer. — Les eaux de Vichy ont un goût piquant et aigrelet, mêlé pourtant d'une odeur fade et d'une saveur légèrement nauséeuse, qu'elles doivent surtout à leur qualité thermale. Celles de la source *Chomel,* de la source *Lucas,* du puits *Lardy* et du *Parc,* possèdent, en outre, une faible odeur d'œufs couvis, qu'elles perdent très-promptement après avoir été puisées. Chez les autres, cette odeur, due à la présence de l'hydrogène sulfuré, ne se perçoit plus qu'à distance et dans le voisinage des fontaines. Mais dans toutes les fontaines, si on plonge un vase ou un objet quelconque en argent, au bout d'un temps plus ou moins long, on le retire noirci, preuve évidente de la présence de l'hydrogène sulfuré dans chacune des sources.

La température inégale des diverses eaux constitue donc la seule différence réelle qu'on puisse indiquer dans leurs propriétés physiques. Ainsi les eaux des *Célestins* et de *Saint-Yorre* sont froides ; les autres sont chaudes à des degrés divers, celles du *Parc* à 20°, celles de l'*Hôpital* à 30°, la *Grande-Grille* à 40° centigrades. Maintenant, si sur cette différence de température les malades établissent des différences de goût et trouvent les unes des eaux d'une saveur plus agréable que les autres, on doit le comprendre et l'admettre ; mais cela tient aux appétences individuelles et cela ne se discute pas.

Pareillement, toutes les eaux de Vichy ont la même composition chimique et contiennent les

mêmes éléments. Les proportions de ces éléments
varient, il est vrai, dans les diverses sources, mais
d'une manière insignifiante. Un peu moins de soude
dans l'une, quelques milligrammes de fer en plus
dans l'autre, on est autorisé à négliger ces différences. Néanmoins, un médecin distingué de Vichy
a proposé, sur ces données infinitésimales, d'établir des distinctions d'espèces entre les diverses
sources. Il y aurait alors à Vichy les sources alcalines, les sources alcalines et ferrugineuses, et les
sources alcalines et sulfureuses, suivant la domi-
nance des proportions de leurs fractions élémentaires.
Mais nous croyons qu'à trop diviser la vraie science
ne gagne rien, et que ces distinctions minutieuses
ont pour résultat certain de brouiller les classifications établies et de compliquer l'étude des eaux, en
voulant la simplifier.

Il n'est pas, en effet, une eau minérale, en
France ou en Europe, qu'on ne puisse, avec un
peu de bonne volonté, faire entrer dans une de
ces trois catégories. Tout le secret consisterait à
changer les mots de place, à dire, par exemple,
ferrugineuses ou sulfureuses et alcalines, au lieu
de alcalines et sulfureuses. Par ce moyen les eaux
de Forges et les eaux de Spa, chez lesquelles le fer
domine, celles dont le soufre est l'élément princi-
pal, les eaux de Cauterets, de Luchon, d'Enghien
et de Bade, se confondent dans un même genre

avec les eaux de Vichy, et on n'y comprend plus rien.

Nous ne voulons pas d'ailleurs exagérer la pensée de M. Durand-Fardel, et nous savons que les divisions qu'il propose ont été conçues dans un but pratique et ne veulent désigner que les qualités relatives des diverses sources de Vichy. Mais, en l'état même, on peut encore se demander si ces qualités sont assez bien déterminées, pour constituer un véritable caractère, et si, parce que les sources *Lucas* et *Chomel* exhalent une odeur à peine sensible d'hydrogène sulfuré, c'est vraiment la peine d'en faire une espèce ou de leur assigner des applications thérapeutiques particulières. Prenez trois pièces d'or d'une valeur égale, laissez tomber sur l'une une tache de rouille, sur une autre faites un noir de soufre, et lancez les trois dans la circulation : de chacune de vos pièces, cela est certain, on vous rendra la même monnaie. Ce qui veut dire que l'utilité pratique des divisions de M. Durand-Fardel n'est pas elle-même très-rigoureuse, attendu que tous les jours nous sommes obligés de remplacer, dans les cas où elles paraissent le mieux indiquées, les sources simplement alcalines par les sources alcalines et ferrugineuses, et réciproquement, sans perdre pour cela aucun des bénéfices de la cure.

Les eaux de Vichy sont franchement alcalines, à base de bicarbonate de soude, dont elles contiennent 5 grammes environ par litre, et ce caractère

1.

chimique, essentiel et commun à toutes, est le seul dont il soit raisonnable de tenir compte.

Mais ce n'est pas à dire pour cela que, dans notre pensée, le principe dominant, dans la composition des eaux, soit en même temps le principe le plus actif quand il s'agit de leur emploi. Autre chose est l'analyse chimique qui sert à faire des classifications, autre chose l'expérience thérapeutique, et nous sommes très-éloignés de partager les doctrines de laboratoire, qui font du bicarbonate de soude l'agent souverain, spécifique et unique de la médication thermale à Vichy. Les autres principes, qui réunis, n'entrent dans la composition des eaux, que pour un gramme et demi par litre, le fer, l'arsenic surtout, et ceux que l'analyse n'a pu y découvrir encore, exciteraient tout autant notre préoccupation si nous essayions, à notre tour, de deviner les mystères et de déterminer le mode d'action des eaux. Joignons encore l'acide carbonique, dont nous ne disons rien, dont tout le monde a tort peut-être de ne rien dire, mais sur lequel nous pensons beaucoup.

Au sujet des sources dites ferrugineuses, nous devons faire ici une remarque, qui présente un certain intérêt géologique. Supposons que du jet d'eau qui occupe l'extrémité du parc de Vichy, pris comme centre, on mène un rayon qui aille aboutir à la fontaine des *Célestins*. Avec ce rayon décrivez un cercle, de façon à laisser en dehors de la ligne la source *Lardy;* vous circonscrivez ainsi un étroit espace, correspondant à ce que nous avons appelé le vieux ou le petit bassin de Vichy. Or, c'est dans cet espace, que se trouvent réunies les anciennes sources, les vraies sources de Vichy, toutes franchement alcalines, et dont pas une n'est ferrugineuse. Mais si ensuite vous allongez le rayon du cercle d'un, de deux ou de plusieurs kilomètres, vous décrirez alors une zone étendue, dans laquelle on voit apparaître les sources dites ferrugineuses. Le puits *Lardy,* rapproché sur l'extrême limite, la source de *Mesdames,* qui est à 2 kilomètres de Vichy, les sources de Cusset à 3 kilomètres, celles d'*Hauterive* à 5 kilomètres, de *Saint-Yorre* à 6, et plus loin même, à 20 kilomètres, les sources de Châteldon.

D'après les analyses les plus récentes, deux sortes de principes entrent dans la composition des eaux de Vichy : des acides et des alcalis. Les premiers sont les acides carbonique, chlorhydrique, sulfurique, phosphorique, l'acide arsénique et la silice. Les alcalis comprennent la soude, la chaux, la potasse, la magnésie, le protoxyde de fer, etc. Aucun de ces principes, sauf l'acide carbonique et la silice, n'y existe à l'état libre. Ils se combinent entre eux en des proportions variables, et de ces combinaisons naissent les divers sels, qui forment la véritable constitution chimique des eaux.

En regard des tableaux analytiques de M. Bou-

quet, que nous avons placés à la fin de cette étude
et auxquels nous le renvoyons, le lecteur remarquera
que le plus grand nombre de ces produits salins est
dû aux diverses combinaisons de l'acide carbonique,
et que le plus abondant de tous, ainsi que nous
l'avons dit, est le bicarbonate de soude. Après celui-ci viennent, à doses très-inférieures, mais par
ordre de quantité, le chlorure de sodium, les bicarbonates de chaux, de potasse et de magnésie, puis
le sulfate de soude, le phosphate de soude, le
bicarbonate de fer, et enfin l'arséniate de soude,
qui compte dans la proportion de 2 à 3 milligrammes par litre.

Les rapports de quantité des divers sels entre
eux sont d'ailleurs en raison directe de l'abondance
des principes élémentaires, qui concourent à les former. Ainsi la soude, qui s'unit avec tous les acides,
existe, dans l'eau minérale, en proportion approxi-
mative, 10 ou 12 fois plus grande que la chaux,
15 fois plus grande que la potasse, 25 ou 30 fois
plus grande que la magnésie ; et d'un autre côté,
on trouve 12 à 15 fois plus d'acide carbonique que
d'acide chlorhydrique, 25 ou 30 fois plus que d'acide
sulfurique, 100 fois plus que d'acide phosphorique.

En outre des bicarbonates alcalins, que l'acide carbonique sert à former, toutes les eaux de Vichy contiennent encore, à l'état libre, une partie considérable de ce gaz, environ un demi-litre par litre en

volume, et cette abondance excessive est peut-être la
meilleure preuve de l'origine volcanique des eaux.
Ce n'est, en effet, que dans les eaux minérales qui proviennent des émanations centrales, lorsque surtout
ces émanations se produisent dans le voisinage des
volcans éteints depuis longtemps, comme ceux de
l'Auvergne, que celui-ci joue un rôle aussi considérable. Dans ce cas, les matières minérales vaporisées,
ayant à parcourir un trajet plus long et plus difficile
à travers les déchirures et les cavernes intérieures à
demi fermées, se refroidissent avant d'arriver à la
surface et tendraient à se déposer dans le sein de
la terre, si l'acide carbonique, exerçant sur elles
une action chimique permanente, ne les entraînait
ou pour mieux dire ne les poussait au dehors. Il
devient ainsi l'agent le plus actif de la minéralisa-
tion des eaux. Et cela est si vrai que, dans les eaux
de Vichy conservées en bouteilles, lorsque par l'é-
vaporation et le refroidissement, elles ont perdu une
partie de ce gaz, les combinaisons qu'il forme avec
les substances minérales se trouvent décomposées,
et on voit les moins solubles de ces substances se
déposer sur les parois et au fond du verre. Le même
phénomène se produit autour du bassin des diverses
fontaines, qui se recouvrent d'incrustations de sous-
carbonate de chaux et d'oxyde de fer, et enfin il se
représente en de plus grandes proportions, dans les
dépôts considérables qui existent auprès de cer-

taines sources, comme celles du *Puits-Carré* et des
Célestins.

On s'est beaucoup préoccupé de ce fait, et non
sans raison, quand il s'est agi du choix de la source
à faire pour les eaux de Vichy transportées. Le refroidissement de l'eau étant une des causes les plus
actives de l'évaporation de l'acide carbonique, les
eaux puisées froides à la source ont paru devoir se
conserver plus longtemps, et, par conséquent, être
les meilleures pour le transport.

Les eaux de Vichy contiennent encore dans leur
composition quelques autres substances, qu'il suffit
de mentionner, les unes parce qu'elles s'y trouvent
en trop petites proportions, les autres parce que
leur existence est encore incertaine : ainsi l'iode,
dont M. O. Henry a signalé la présence, mais que
M. Bouquet n'a jamais rencontré. Quelques chi-
mistes ont trouvé aussi des traces inappréciables
d'azote, de lithine et de manganèse. Prunelle a indiqué la *sulfuraire,* qu'il avait découverte autour
de la source *Lucas.* Quant à la *matière organique
végétative,* qui se dépose, en couches verdâtres, à la
surface des fontaines, celle de l'*Hôpital* principalement, et dont le nom revient si souvent dans la pa-
role et dans les écrits de quelques médecins, on
sait qu'elle se produit dans toutes les eaux, l'eau
ordinaire comme les eaux minérales, comme l'eau
de mer; on sait aussi qu'elle ne se manifeste que

sous la double influence de l'air et de la lumière, et comme les eaux de Vichy, conservées en bouteilles hermétiquement fermées, n'en présentent jamais de traces, cela peut faire naître cette question de savoir, si les eaux la contiennent réellement, ou si c'est l'air qui en dépose les germes à leur surface. Dans tous les cas, elle n'existe, dans les sources de Vichy, qu'à l'état d'indice ; c'est la vingt-millionième partie de ce qu'on appelle un *nuage* de lait, dans une tasse de thé.

Disons pour terminer cet aperçu chimique, que la quantité de sels formés par les sources réunies de Vichy est à peine concevable. M. Bouquet l'a évaluée à 5,102 kilogrammes par jour, soit par année 1,861,230 kilogrammes. Il serait difficile de signaler, en Europe, un point quelconque où se trouve accumulée une plus grande richesse hydro-minérale. C'est ce qui explique en grande partie, la faveur croissante dont jouissent les thermes de Vichy, et ce qui en même temps assure leur avenir. Car un des premiers éléments de la prospérité d'un établissement thermal, c'est l'abondance de ses eaux, abondance qui permet de faire participer le plus grand nombre de malades aux bénéfices de la cure, et de régulariser pour tous les exigences du traitement.

⁂

Après ce coup d'œil d'ensemble jeté sur les eaux de Vichy, nous devons étudier séparément chacune des sources, de façon à déterminer leurs propriétés particulières et leurs applications thérapeutiques. Nous adoptons, pour cette étude, la division qui nous paraît la meilleure et la plus simple, celle de *sources naturelles* et de *sources artificielles*. Cette division s'appuie, du reste, sur certaines considérations importantes, tirées des qualités physiques et chimiques des eaux. Ainsi les sources naturelles, du moins les anciennes sources de Vichy, sont toutes plus chaudes et plus abondantes, la source des *Célestins* exceptée, que les sources artificielles. Elles sont plus minéralisées, moins ferrugineuses et plus franchement alcalines. D'autre part, les sources artificielles, moins chargées de principes minéraux, contiennent plus d'acide carbonique libre que les sources naturelles.

Nous aurons à revenir sur ces considérations, qui sont comme autant de lois générales que nous réunirons à quelques autres, pour les placer sous le titre d'*Axiomes* à la fin de cette étude. Le lecteur aura ainsi, dans un cadre facile à embrasser, la solution des principales questions, qui se rattachent aux eaux de Vichy et à leur emploi.

II

SOURCES NATURELLES.

GRANDE-GRILLE.

La *Grande-Grille* est peut-être la source la plus universellement connue du bassin de Vichy; du moins il n'y a guère que la source des *Célestins* qu'on puisse lui opposer en notoriété. Son nom lui vient d'une grande grille de fer qui autrefois la protégeait, et que des travaux récents ont fait disparaître. Elle était en même temps abritée sous un large pavillon, qui a disparu aussi. Elle est située dans le grand établissement thermal, angle nord-est, à une des extrémités de la galerie des sources. Le service de la buvette est installé dans un petit enfoncement, qu'entoure une grille qui lui sert de rampe, et dans lequel on descend, des deux côtés, par un escalier de deux marches.

De toutes les fontaines de Vichy, celle de la *Grande-Grille* est la plus convenablement disposée; c'est celle qui rend le mieux à l'esprit l'idée qu'on se fait d'une source thermale jaillissante. Au centre d'un bassin de grandeur ordinaire, l'eau bondit et bouillonne et lance des flots d'écume à la hauteur d'un demi-mètre. Son jet, parfaitement isochrone, semble résulter d'une double poussée intérieure, l'une un peu plus faible que l'autre, et s'exécute par secondes, avec la presque régularité du tic-tac du cœur, auquel on peut, en quelque sorte, le comparer. Le public des buveurs, accoudé à la rampe, se montre en général très-curieux et très-satisfait de ce spectacle.

Ce serait certainement un tableau intéressant à présenter, si nous voulions entreprendre d'esquisser la physionomie des buveurs qui se pressent autour de la *Grande-Grille :* une foule de malades de tous rangs, depuis l'âge adulte jusqu'à la vieillesse, au teint pâle, jauni, marqué par l'ictère à tous les degrés. Les uns portent assez bien, à la faveur d'un embonpoint réel, de légers engorgements du foie ou des viscères abdominaux. Les autres, affaiblis et détériorés par des affections profondes de ces mêmes organes, et courbés par de longues souffrances, se traînent péniblement, et tendent en tremblant, vers la donneuse d'eau, leurs doigts amaigris. Chez un grand nombre la cachexie paludéenne se trahit par la couleur terne sèche et verdâtre du visage. On les voit circuler dans les galeries des sources, corps sans confiance, abattus et pensifs.

Tous les malades ne boivent pas en même abondance ni avec la même facilité. Il en est qui avalent d'un trait de grands verres pleins, qu'ils renouvellent nombre de fois, pour ne pas dire trop souvent. D'autres, au contraire, ont de la peine à absorber un demi-verre ou un quart de verre, et ne boivent l'eau que lentement, par petites gorgées, et avec une répugnance qui indique quelquefois une véritable intolérance de l'estomac. Il y a beaucoup à observer, beaucoup à apprendre pour le médecin dans ce tableau : aussi lorsqu'un de nos confrères étrangers, de passage à Vichy, veut bien nous consulter sur les propriétés et l'efficacité des eaux, nous ne manquons pas de lui dire : — Allez aux sources, à l'heure où les malades ont l'habitude de boire. A la *Grande-Grille*, par exemple : là, les malades portent le diagnostic de leurs maladies sur la figure; il suffit de les remarquer et de les suivre, pendant la durée du traitement, et on peut voir, dans un mois, plus de faits instructifs, que n'en contiennent tous les traités d'hydrologie clinique.

La source de la *Grande-Grille* a présenté depuis le commencement de ce siècle de grandes variations dans son débit et dans sa température. Il y a une quarantaine d'années, elle donnait environ

15,000 litres d'eau par jour, à 38°,5 centigrades :
expériences de MM. Berthier et Puvis, en 1820.
En 1844, MM. François et Boulanger ne trouvè-
rent plus, au jaugeage, que de 6 à 7,000 litres et
32 degrés de température, et depuis, la température et le volume baissant toujours, ce dernier était
descendu, en 1859, à 3,400 litres. C'est à ce moment que le gouvernement fit exécuter autour de
la *Grande-Grille,* et sous la direction de M. l'ingénieur François, une série de travaux importants.
Ces travaux, entrepris dans un but de captage,
eurent pour résultat d'abaisser le point d'émergence
de la source et de débarrasser son orifice d'incrustations calcaires qui l'obstruaient. Dès lors son
régime se trouva profondément modifié. L'eau, trou-
vant une large issue, coula avec plus d'abondance,
et le rendement et la température de la source s'ac-
crurent considérablement.

Aujourd'hui la *Grande-Grille* a deux émergences
ou deux régimes, un pour le jour et l'autre pour la
nuit. Le jour elle jaillit, telle que nous l'avons dé-
crite, et elle donne environ 75,000 litres d'eau,
spécialement affectés au service de la buvette. Son
émergence de nuit est cachée aux yeux du public et
située plus bas, à 3m.20 au-dessous du sol de la
galerie. A ce niveau, le rendement journalier de la
source est plus considérable, et s'élève à 96,000 litres. Ce dernier régime sert uniquement à fournir

de l'eau aux bains de l'établissement et à l'exportation.

Une chose est à remarquer dans les variations successives dont nous venons de parler; c'est la corrélation constante et directe qui a toujours régné entre le débit et la température de la source, de telle sorte que le premier venant à diminuer, la seconde s'abaisse. Dans le sens de l'augmentation c'est la même chose, et cette corrélation existe pour toutes les sources naturelles de Vichy. Toujours pour une même source, on a vu la température monter ou descendre, suivant que le rendement augmente ou diminue, si bien que, lorsqu'on cherche à se rendre compte des causes des variations de température des diverses sources, on n'en trouve pas d'autres que l'abondance de leur débit et la rapidité du jet, cette dernière cause étant évidemment liée à la première. Plus les eaux sont abondantes, plus elles jaillissent rapidement, et moins elles ont le temps de se refroidir. De là cette proposition, que l'expérience confirme et que l'on peut établir d'une manière générale :

A Vichy, les sources naturelles les plus abondantes sont les plus chaudes, et, réciproquement, les sources les plus chaudes sont toujours les plus abondantes.

La température de la *Grande-Grille* est de 41° centigrades. C'est à peu près le chiffre accusé par Desbrets en 1777. M. Bouquet a trouvé, pendant l'année 1855, 41°,8, et nous-même, en 1859, 41°,2.

L'eau de la *Grande-Grille* possède, à un haut degré, toutes les qualités des eaux minérales de Vichy. Sa température élevée lui donne une saveur fade, qui peut la rendre agréable ou désagréable à boire, suivant les goûts, mais à laquelle on s'habitue très-vite. Elle ne communique à l'estomac aucune sensation trop vive, et nous dirions volontiers qu'elle est douce, si on savait bien ce qu'il faut entendre par ce mot. Au moins nous voulons dire que la grande majorité des malades la prend sans peine et la digère sans effort. Il est rare que son ingestion donne lieu à aucun des phénomènes de plénitude et de lourdeur d'estomac, de régurgitation ou de vomissements, que l'on remarque quelquefois auprès des autres sources, et malgré que les anciens aient écrit, qu'elle était la plus capable d'agiter puissamment nos organes, nous avons pris l'habitude, dans le but de faciliter aux malades la tolérance des eaux, de la prescrire très-souvent au début du traitement thermal.

Ces qualités légèrement stimulantes s'expliquent d'ailleurs, et par la température élevée de la source et par la quantité, relativement plus faible, d'acide carbonique libre qu'elle contient. L'excès d'acide carbonique n'est pas toujours, il s'en faut, une garantie assurée de la facile digestion des eaux. L'excitation trop vive qu'il produit, sur des estomacs malades ou affaiblis, les rend quelquefois insupportables. Il est bon, sans doute, que les eaux en contiennent, plus ou moins, suivant l'état des malades, mais jamais trop, comme pour toutes les bonnes choses, et il est à remarquer qu'à Vichy, les eaux qui sont réputées les plus légères entre les sources naturelles, sont celles qui en possèdent le moins. Quand nous parlerons de la source des *Célestins,* nous aurons une excellente preuve à donner, à l'appui de cette remarque, et nous verrons combien souvent l'erreur est facile, faute d'un peu d'attention.

Mais il est une observation plus générale que nous devons placer ici, à savoir : que dans toutes les eaux de Vichy, la quantité d'acide carbonique libre est en raison inverse de la température. Tout à l'heure nous avons vu l'abondance et la température des diverses sources naturelles être constamment en rapport direct : ici c'est le contraire, et plus les sources sont chaudes, moins elles contiennent d'acide carbonique libre. Cette règle n'offre d'exception que pour la source *Lucas,* qui est de beaucoup la plus chargée en acide carbonique, quoiqu'elle ne soit pas, à beaucoup près, la plus chaude, et pour la source des *Célestins,* qui malgré qu'elle soit froide, ne contient pas même autant d'acide carbonique libre que celle de l'*Hôpital.*

La buvette d ela *Grande-Grille* est la plus suivie

de celles de Vichy. Il est bien peu de malades qui achèvent leur saison thermale, sans venir y boire plus ou moins. On la prescrit dans presque toutes les affections qui sont soignées à Vichy; mais on l'ordonne spécialement, contre les engorgements du foie et de la rate et les maladies intestinales qui en dépendent, contre la cachexie paludéenne, l'ictère et les coliques hépatiques.... Il y a là une habitude généralement acquise, à laquelle du reste nous obéissons aussi, et qui peut être considérée comme un précepte, dans la pratique de nos confrères à Vichy. Mais s'il fallait donner une raison certaine de cette action thérapeutique spéciale, que l'on accorde à l'eau de la *Grande-Grille,* ce serait, croyons-nous, chose très-difficile. De celle-là d'ailleurs, et aussi bien de celles que l'on attribue à l'eau des autres sources.

Sur ce point, la raison chimique, à laquelle on a fait jouer un rôle si exclusif et si téméraire dans les théories médicales de Vichy, manque complétement. Toutes les eaux étant identiquement composées, on chercherait vainement dans aucune l'indice d'une spécialité quelconque.

Les qualités physiques, c'est-à-dire la différence de thermalité que possèdent les différentes sources, n'est pas davantage une explication, mais un argument d'une valeur absolument relative à la facilité, plus ou moins grande, qu'ont les malades de

supporter l'eau de telle ou telle autre source, sans
cela il faudrait dire que le même médicament, administré plus ou moins chaud, guérit, dans le premier cas, les maladies du foie, et dans le second,
les maladies des reins : hardiesse physiologique que
l'on a, je crois, osé produire, mais qui est journellement démentie à Vichy.

Reste l'expérience, et celle-ci, il faut l'avouer, est
plus concluante. L'observation a fait reconnaître, en
effet, que les différentes sources de Vichy paraissent
avoir, suivant le genre de maladie, une certaine
spécialité d'action, qui les rend plus efficaces les
unes que les autres. Ainsi l'eau de l'*Hôpital*, contre
les gastrites et les gastro-entérites chroniques; l'eau
des *Célestins*, contre les affections des voies urinaires et la goutte, et la *Grande-Grille*, contre les
maladies du foie. Dans ce dernier cas, M. Petit aurait obtenu des guérisons en quelque sorte miraculeuses. De son côté, le docteur Finot, médecin
des armées, a signalé les effets inespérés qu'on pouvait attendre de l'eau de la *Grande-Grille*, admi-
nistrée contre la cachexie paludéenne et les diarrhées d'Afrique, si tenaces et si rebelles, et nous
pouvons dire que nos propres observations, faites
dans le service militaire que nous avons dirigé,
en 1859, à l'hôpital de Vichy, confirment pleine-
ment la justesse de ces résultats.

Il y a donc là un fait d'expérience sur lequel repose la réputation particulière des sources de Vichy. et dont on ne peut pas nier l'importance. Mais il ne faudrait pas non plus en tirer des conséquences trop rigoureuses. Tous les jours, nous l'avons dit, le médecin des eaux est obligé de transiger avec les indications les plus claires, et de remplacer dans le traitement, l'eau d'une source par celle d'une autre, et cela parce qu'il se trouve continuellement en présence d'une question qui est en tout la première, celle de l'individualité. A quoi sert, en effet, que le genre de maladie exige de préférence l'emploi de l'eau de l'*Hôpital* ou de la *Grande-Grille,* si le malade ne peut pas les supporter? Il faut, sans doute, tenir compte de l'indication, et s'y soumettre autant que possible, mais en restant convaincu qu'elle n'est que secondaire. L'état du malade, sa constitution, sa susceptibilité particulière, en un mot, son idiosyncrasie physiologique et pathologique, voilà ce qui surtout doit diriger le médecin dans le choix de la source, et ce qui l'amène presque toujours à ne formuler son traitement qu'après beaucoup de tâtonnements et d'essais.

Mais voilà bien aussi ce qui élève la médecine thermale, et la rend non moins difficile et non moins sérieuse que la médecine générale. Ce serait vraiment chose trop facile s'il suffisait de répondre : *Grande-Grille,* à une maladie du foie, ou — source des *Célestins,* à un catarrhe de la vessie.

Ici, comme dans la thérapeutique générale, à chacun sa manière d'être et de souffrir, et cette manière est le seul et vrai régulateur du traitement.

Pour nous qui exerçons la médecine thermale, ces principes ne sont pas inutiles à rappeler ; mais en apportant des restrictions nécessaires à l'action thérapeutique spéciale, que l'on accorde aux différentes sources, nous croyons aussi rendre service à nos confrères, étrangers à la pratique des eaux. Il arrive très-souvent que les médecins, abusés par cette réputation de spécificité dont ils n'ont pu apprécier, par eux-mêmes, la valeur limitée, lorsqu'ils envoient des malades à Vichy, leur indiquent en même temps la source où ils doivent boire. Parmi les grands maîtres dans notre art, plusieurs n'agissent pas autrement, et ils nous permettent de leur dire, avec tout le respect que nous avons pour eux, et dans la sincérité de notre amour pour la science, que quelquefois ils se trompent. De là résulte pour le médecin des eaux une position embarrassée, et pour le malade des hésitations, du découragement et un manque de confiance, qui peuvent, à la fois, réagir sur les suites du traitement et se changer en accusations injustes. Cela se voit, et d'autant plus souvent, qu'il y a un grand nombre de malades qui, même sans l'avis de leur médecin ordinaire, trouvent étrange qu'on essaye de les guérir d'une affection rénale, avec l'eau de la *Grande-Grille*, ou d'une jaunisse avec l'eau de l'*Hôpital*.

Il serait donc à désirer, eu égard aux difficultés d'application constantes, que présentent les diverses sources, que nos confrères de tous les pays, en se montrant très-explicites sur tout ce qui concerne le malade et la nature de la maladie, réservassent au médecin des eaux, auquel ils s'adressent, le soin de diriger le traitement thermal. Quant aux malades, ils doivent être bien convaincus que, très-heureusement d'ailleurs, les différentes sources de Vichy peuvent se remplacer l'une par l'autre, qu'il est souvent utile de les alterner dans leur emploi, et qu'un goutteux, au surplus, peut achever fructueusement sa saison et ne pas paraître aux Célestins, sans se déshonorer.

PUITS CARRÉ.

Le *Puits Carré* s'appelait autrefois la fontaine des *Capucins*. Nous avons dit que l'eau de cette source était la seule qui fût recueillie, pour les besoins des malades, dans l'ancienne *Maison du Roi*. Aujourd'hui c'est la source de Vichy la plus importante, par son abondance, et conséquemment, par sa température. Elle est située au milieu de la galerie nord de l'établissement thermal, à droite en entrant dans la galerie centrale. Un écriteau pendu au mur, et, sur le sol, un carré d'ouverture entouré d'une rampe, indiquent que la source est là et qu'il faut descendre pour la voir. Seulement, depuis l'année dernière, l'escalier qui y mène est constamment fermé, et les baigneurs ne peuvent plus satisfaire leur curiosité.

A l'époque des grands travaux accomplis autour de la *Grande-Grille*, l'aménagement du *Puits Carré* subit aussi des modifications importantes. Il avait à ce moment deux régimes superposés, l'un au niveau du sol, l'autre à un mètre et demi plus bas. Alors aussi le *Puits Carré* avait sa buvette, fréquentée par un bon nombre de malades. Maintenant la buvette est supprimée. On a réuni les deux régimes de la source et abaissé son point d'émergence à 3^m25, au-dessous du sol de la galerie. Ainsi qu'on le voit toujours à la suite de l'abaissement du niveau d'orifice d'une source, le débit du *Puits Carré* est devenu, par là, très-considérable. On peut l'évaluer à 200,000 litres par jour.

Cette grande quantité d'eau sert uniquement à préparer les bains de l'établissement, et n'est pas suffisante pour les besoins du service. Cela ne doit pas surprendre, si l'on pense qu'il est tel moment de l'année thermale où l'affluence des baigneurs est si grande, que l'administration délivre jusqu'à

2,500 bains par jour. Mais on aurait tort d'en tirer prétexte pour croire, avec quelques malades, que dans ce cas, les bains de l'établissement e sont pas assez minéralisés. La *Grande-Grille* et la source *Lucas,* qui concourent avec le *Puits Carré* à alimenter les baignoires, fournissent une quantité d'eau minérale plus que suffisante pour satisfaire à toutes les exigences.

La température de l'eau du *Puits Carré* est de 44°,5 centigrades.

SOURCE CHOMEL.

En 1775, Louis Chomel, ancien doyen de la Faculté de Paris, médecin ordinaire du roi et Intendant des eaux, se trouvait à Vichy, pendant qu'on travaillait à la construction de l'ancien établissement thermal. D'un coup de pioche, un des ouvriers occupés aux travaux, souleva une pierre et fit jaillir une source d'eau thermale. Accouru sur les lieux en toute hâte, Chomel s'empara de la source et lui donna son nom. Il en est l'Améric Vespuce.

Située, à l'origine, à deux ou trois mètres du *Puits Carré,* la nouvelle source eut pendant longtemps une existence propre et un régime séparé. Son débit journalier, en 1820, était de 2,500 litres.

Mais dans ces dernières années, le *Puits Chomel*, comme on l'appelle aussi, a été réuni au *Puits Carré*, et les deux sources n'en forment plus qu'une, même débit, même température et mêmes propriétés.

La source *Chomel* occupe, dans l'établissement actuel, le milieu de la galerie nord, et se présente sous la forme d'une borne fontaine assez élevée et renfermant un système de pompe, qui va chercher l'eau, à la profondeur de trois mètres au-dessous du sol. Arrivée à la surface, celle-ci s'échappe par l'ouverture d'un griffon, dont on tourne à volonté le robinet, et tombe dans une petite conque de marbre. A mesure qu'un buveur se présente, la gardienne de la buvette remplit un verre et le lui offre, et celui-ci le boit, en faisant d'ordinaire un peu la moue. Cette marque de répugnance est due à l'odeur d'hydrogène sulfuré, qui est très-sensible dans l'eau de cette source, et lui donne un goût désagréable. Par suite, son ingestion s'accompagne fréquemment d'éructations et de renvois nidoreux assez incommodes et qui ne laissent pas de fatiguer certains malades. Dans ces cas, il est utile de laisser l'eau s'évaporer, pendant quelques instants, dans le verre, avant de la boire.

Cet inconvénient à part, l'eau de la source *Chomel* possède des propriétés anodines très-marquées et qui la rendent précieuse, toutes les fois que l'organisme, affaibli ou très-impressionnable, demande à être médiocrement excité. De toutes les eaux de Vichy, c'est celle qui contient le moins d'acide carbonique libre, sans qu'elle soit pour cela rendue plus lourde ni plus difficile à digérer, et comme, d'autre part, elle est la plus minéralisée, elle peut dans beaucoup de cas, remplacer heureusement les autres sources et remplir les diverses indications de la médecine thermale. Sa température très-élevée doit encore été comptée parmi les causes qui lui valent, à juste titre, son renom de douceur. Aussi on voit venir à sa buvette les personnes très-délicates, les natures nerveuses, celles dont l'estomac est très-susceptible, les femmes surtout et les enfants.

Mais on a fait à la source *Chomel* une réputation de spécificité, contre les affections des organes respiratoires, qui nous paraît au moins douteuse. Déjà les anciens médecins avaient avancé qu'elle était très-efficace contre la consomption pulmonaire, assertion qu'aucun de nos confrères actuels ne voudrait, croyons-nous, se charger de défendre. Pourtant les livres nouveaux mentionnent encore l'imminence tuberculeuse, au nombre des maladies spécialement dévolues à l'eau de *Chomel,* et puis la dyspnée, la toux, le catarrhe pulmonaire, etc., etc. Il est très-vrai aussi, que lorsqu'un malade est atteint, pendant le traitement, d'un rhume ou d'un enrouement, on l'envoie aussitôt à la même source. Mais le difficile peut-être, après cela, serait de citer un fait réel d'un malade, qui ait jamais perdu son rhume ou retrouvé sa voix par ce moyen, et il nous est impossible de voir, dans cette pratique, autre chose qu'un sacrifice un peu banal, à l'odeur d'hydrogène sulfuré, qui est plus marquée ici que dans les autres fontaines. Du moins nous n'avons jamais rencontré dans l'eau de *Chomel* ni dans aucune eau de Vichy, une action, nous ne dirons pas spéciale, mais à peine déterminée contre les maladies de l'appareil respiratoire.

Il faut se garder, en général, de ces théories trop ambitieuses, qui tendent à faire de chaque espèce d'eau minérale, une panacée universelle. Elles compromettent, par leur exagération même, la réputation des sources qu'elles proclament, et elles ont de plus l'inconvénient possible d'égarer les malades et nos confrères absents. Dans le cas particulier, la médication par les eaux de Vichy constitue une médication assez active, pour qu'il ne soit pas sans danger de l'appliquer à tout genre de maladie. Pour nous ce danger existe, au moins à l'état de contre-indication, précisément dans les affections idiopathiques des voies respiratoires, dans l'asthme, dans la dyspnée, dans la phthisie imminente ou déclarée, etc.; il existe surtout dans les maladies organiques du cœur. Nous pouvons d'ailleurs formuler en deux propositions générales, et d'une manière

2.

anatomique, ce que l'expérience de la plupart de nos confrères et nos propres observations cliniques nous ont appris, sur l'étendue d'action et l'efficacité des eaux de Vichy.

Elles sont contre-indiquées et plus dangereuses qu'utiles, dans toutes les maladies qui ont leur siége dans les organes placés au-dessus du diaphragme.

Au contraire, dans les affections des organes situés au-dessous du diaphragme, elles sont utiles, très-efficaces, et elles amènent souvent des guérisons inespérées.

A cette dernière proposition il convient d'ajouter certaines maladies qui intéressent l'organisme entier, et qui, liées comme cause ou comme effet, à une perversion de la nutrition, paraissent devoir être attaquées de préférence dans les premières voies. La goutte, la chlorose, le diabète, l'albuminurie, se trouvent ainsi améliorés ou guéris par l'emploi des eaux de Vichy.

Maintenant si chez un malade, atteint comme nous venons de le dire, il se présente en même temps un catarrhe pulmonaire ou une inflammation chronique de la gorge ou du larynx, si à la faiblesse générale se joint une grande susceptibilité des organes respiratoires, si un engorgement considérable du foie amène des symptômes d'oppression, si la chlorose s'accompagne d'essoufflements et de palpitations, il est bien évident que ces symptômes secondaires, dont quelques-uns doivent disparaître avec la maladie principale, ne sont pas une contre-indication au traitement thermal. Nous concevons encore et nous croyons même très-utile qu'on soumette, dans ces cas, les malades au régime de la source *Chomel*, mais ce n'est pas parce que l'eau de cette source possède des propriétés spécifiques, c'est parce qu'elle est la moins excitante des eaux de Vichy. Et lorsqu'un rhume un peu aigu survient inopinément, le mieux est de suspendre, pendant quelques jours, l'usage des eaux.

SOURCE DE L'HOPITAL.

La source de l'*Hôpital* doit son nom à la position qu'elle occupe dans le vieux Vichy, au milieu de la place Rosalie et en face de l'hôpital civil. Elle jaillit dans un vaste bassin circulaire en pierre, posé sur quatre rangs de marches et exhaussé de près de deux mètres au-dessus du sol. Un grillage en fer entoure les bords du bassin, et une toiture surmontée d'un clocheton et soutenue par douze colonnettes, le recouvre. Ainsi disposée, la fontaine de l'*Hôpital* ne manque pas d'élégance ni d'une certaine prétention artistique, qui malheureusement, au point de vue de l'hydrologie médicale, n'est pas de tous points justifiée. La toiture a été construite dans l'excellent but de mettre l'eau minérale à l'abri d'une trop vive lumière et d'empêcher la formation de la matière verte organisée, qui se développe, avons-nous-dit, plus particulièrement, dans l'eau de cette fontaine.

Mais le bassin est trop large et trop profond. Le jet de la source, écrasé à son orifice, s'épuise sous une trop grande masse d'eau qu'il lui faut traverser, et arrive à peine à la surface. Le grillage en fer qui entoure le bassin, laisse passer, à travers ses larges mailles, les nuages de poussière que le vent amène et qui enlève à l'eau une partie de sa limpidité. Il y a aussi une incommodité fâcheuse dans les quatre marches qu'il faut gravir, pour arriver à la buvette, et qui sont trop étroites. A notre avis, il faut que l'abord d'une fontaine soit rendu facile pour les buveurs que l'âge ou la maladie empêchent de marcher librement; il faut aussi que l'eau soit puisée en plein jet et sans qu'elle ait rien perdu de sa pureté, et pour cela il est plus essentiel encore de placer les sources à l'abri de l'air et des coups de vent qu'à l'abri de la lumière. Il convient d'ajouter au reste que l'administration, avertie et préoccupée de ces divers inconvénients, songe aux moyens de placer la fontaine de l'*Hôpital* dans de meilleures conditions.

Le rendement de la source de l'*Hôpital* a toujours

été irrégulier et très-inconstant, dans les différents jaugeages auxquels il a été soumis. Il a donné successivement à M. l'ingénieur François 41,000, 69,000 et jusqu'à 73,000 litres. En moyenne on peut l'évaluer à 60,000 litres par vingt-quatre heures. La température de l'eau oscille entre 30° et 31°; nous l'avons trouvée, en 1859, à 30°.6.

La source n'a qu'un régime, mais elle fournit à deux services, celui de la buvette et celui de l'établissement hospitalier. On sait que l'hôpital civil de Vichy renferme un appareil balnéaire complet, destiné aux malades que l'assistance publique lui envoie des divers points de la France, et ouvert en même temps, à l'usage des baigneurs de la ville. C'est là qu'on trouve la seule piscine qui existe en ce moment à Vichy, alimentée par l'eau de l'Hôpital. A cet effet, du fond du bassin de la fontaine partent des tuyaux souterrains, qui communiquent avec les baignoires et les salles de douches de l'établissement. Les bains de l'Hôpital sont très-recherchés par un grand nombre de malades. Les femmes surtout les apprécient beaucoup, et la piscine leur est exclusivement réservée. On s'accorde généralement à les trouver plus doux que ceux du *Puits Carré;* mais il est possible qu'il n'y ait dans ce fait, qu'un préjugé vulgarisé et passé à l'état de croyance. Nous nous bornons à le constater.

Ceci nous amène à dire quelques mots des bains

de piscine que la *Société d'hydrologie* a justement préconisés, au point de vue de l'assistance publique. On ne peut nier, en effet, qu'ils n'apportent dans ce service une grande économie d'eau, de temps et de personnel, et qu'ils n'ouvrent conséquemment la porte à un plus grand nombre de malades. Mais lorsque, s'appuyant sur ces considérations et sur d'autres, celles, par exemple, de donner aux malades la facilité de prendre des bains prolongés et de s'y livrer à l'exercice, on demande avec instance la construction à Vichy de piscines nouvelles, il est certainement permis de concevoir des doutes, tant sur la bonté du moyen que sur la nécessité et les avantages du but que l'on veut atteindre.

Il est à remarquer, d'abord, qu'un grand bassin de natation, utile peut-être dans quelques établissements d'eaux salines ou sulfureuses, resterait inactif à Vichy, où la nature des affections qu'on y traite ne permet pas aux malades d'en faire usage. Il faudrait donc s'en tenir aux piscines telles qu'on les construit ordinairement : un bassin circulaire de grandeur moyenne, garni à l'intérieur d'une marche à hauteur de siége, sur laquelle les malades viennent se mêler et s'asseoir en rond. Mais par cela même, leur faculté d'exercice nous semble réduite à bien peu de chose, et la plus grande différence entre le bain de piscine et le bain ordinaire

n'est plus qu'une différence de position, assise ou
demi-verticale, au lieu d'être horizontale. Il est vrai
que les malades peuvent se lever, se tenir debout
dans la piscine, admettons même qu'ils puissent
marcher, s'ils le veulent; la vérité est qu'ils n'usent
pas de ces bénéfices, auxquels se lient d'ailleurs
tant d'inconvénients : le contact de personnes qui
déplaisent, pour ne pas dire plus, la contrainte
morale, le froissement de cette pudeur particulière que donne toujours la maladie, et, chose plus
grave, une température de bain qui ne peut convenir à tous les baigneurs. Aussi les malades
emploient-ils habituellement leur temps à se plain-
dre et à souffrir, les uns de ce que l'eau est trop
chaude, les autres de ce qu'elle ne l'est pas assez.
Heureux tout le monde! lorsque ces derniers ne
mettent pas à profit, de temps à autre, le petit moyen
que la nature leur donne, pour la réchauffer un peu.

Sans doute notre système balnéaire est étroit, mes-
quin et désavantageux; mais au lieu de chercher à
l'améliorer par la construction de piscines, ne vau-
drait-il pas mieux commencer par la réforme de la
baignoire elle-même? D'autant que la presque tota-
lité des malades use des bains privés et les préfère,
et qu'il serait facile de rendre les baignoires plus
commodes en général, et de les approprier ensuite
à l'hygiène de position, que commandent certaines
maladies. A Vichy, par exemple, les personnes

qu'on envoie de préférence à la piscine, sont des femmes atteintes d'une affection de l'utérus : or il est permis de se demander quel avantage il peut y avoir pour elles à être assises ou debout, et à faire de l'exercice en se baignant. Quant à l'utilité des bains prolongés, c'est une question, croyons-nous, qui mérite d'être étudiée encore, avant d'être résolue. En principe, il nous semble qu'on oublie un peu trop que la faculté d'absorption du corps a des limites maximum, qui se trouvent atteintes, en général, au bout d'une heure, au delà de laquelle, sauf quelques exceptions, le bain n'est plus qu'une cause de fatigue et d'affaiblissement. Pour nous, nous ne regrettons pas la piscine, qui existait jadis dans le grand établissement et qui a été comblée dans ces dernières années, et nous la regrettons d'autant moins, que nous avons vu, à celle de l'Hôpital, des femmes malades, faibles et chétives, séjourner tous les jours pendant trois, quatre et cinq heures dans l'eau.

L'eau de la source de l'*Hôpital*, prise en boisson, a la réputation, aussi bien qu'en bain, d'être très-douce, et les malades la boivent avec plaisir. Elle est, en effet, une des moins excitantes de Vichy, et on peut la placer entre la source *Chomel* et celle de la *Grande-Grille*. Son goût demi-tiède n'a rien de désagréable, et elle ne développe après elle ni excitation nauséeuse ni chaleur d'estomac. Quel-

quefois son ingestion est suivic d'une sensation
d'ivresse passagère, que l'on trouve d'ailleurs dans
toutes les eaux de Vichy. Cependant l'eau de l'Hôpital n'est pas toujours digérée avec facilité, et on
rencontre un assez grand nombre de malades qui ne
peuvent pas la supporter. Dans ces cas, elle provoque des pesanteurs épigastriques, des borborygmes
et de la diarrhée, et cela peut rendre compte de
l'opinion des anciens médecins, qui la considéraient
comme la plus *purgative* des eaux de Vichy.

On a attribué cette difficulté de digestion à la
quantité un peu plus grande de matière organique que contient cette source; d'autre part on a
dit aussi que cette prédominance de matière organique lui donnait des propriétés balsamiques particulières; mais, en fin de compte, la quantité même
de cette matière n'a jamais pu être appréciée, de façon
qu'il est assez difficile de savoir à quoi s'en tenir.
La théorie de l'excitation, qui joue un grand rôle à
Vichy, explique le fait en disant que l'eau de l'*Hôpital* ne stimule pas assez l'estomac; d'autres théories, au contraire, lui reconnaissent des propriétés
digestives très-remarquables, et la recommandent
après les repas, en guise de café : tout cela est possible; mais dans notre observation personnelle, il
nous a presque toujours suffi de diminuer la dose
de l'eau, ou de la couper avec de l'eau ordinaire
ou du sirop de gomme, pour la rendre supportable,

et nous sommes portés à n'attribuer les cas assez nombreux d'intolérance qu'on rencontre à la source de l'*Hôpital,* qu'au mauvais état des voies digestives, que présentent d'ordinaire les malades qui la fréquentent.

Presque tous ces malades ont la muqueuse gastro-intestinale très-irritée, très-impressionnable, et plus ou moins altérée par de longues souffrances. C'est là qu'on envoie les affections propres de l'appareil digestif, les dyspepsies, les gastralgies, les gastrites et les gastro-entérites chroniques, les diarrhées rebelles et les dysenteries, toutes maladies qui, agissant sur la nutrition, amènent à leur suite le dépérissement progressif des forces, l'exaltation ou l'affaissement de la sensibilité, un affaiblissement profond de l'organisme et tous les symptômes de dépérissement. Dans ces cas divers, l'eau de l'*Hôpital* est particulièrement indiquée, à cause de ses qualités anodines et peu stimulantes, et possède une efficacité incontestable. Nous l'avons vue, en quelques jours, supprimer des diarrhées très-anciennes, et rétablir d'une manière durable les fonctions intestinales. Elle est surtout très-salutaire contre la dyspepsie, dont on voit assez ordinairement les divers symptômes disparaître, pendant la cure, et faire place à l'activité et à l'intégrité des digestions. Mais, par le fait même de l'action directe que l'eau minérale exerce, dans ces circonstances, sur des organes malades, il est essentiel d'en surveiller attentivement les effets, et de ne la donner qu'à de très-faibles doses.

Notre habile confrère M. Durand-Fardel a signalé les excellents résultats qu'on peut attendre, dans certaines dyspepsies, de l'eau de l'*Hôpital*, associée à l'eau d'une source dite ferrugineuse, celle de *Mesdames* ou de *Lardy*. D'autres fois aussi, à cause de son action trop lente, il y a avantage à la remplacer totalement par une de ces sources.

Le régime de l'*Hôpital* convient parfaitement aux gens de lettres, chez lesquels les excès de travail occasionnent fréquemment des troubles dans les fonctions digestives. Il faut y soumettre aussi les femmes et les jeunes gens du monde, qui, par l'excès des plaisirs, arrivent aux mêmes résultats. Malheureusement, dans ces cas, on ne peut guère que guérir la maladie, sans supprimer la cause, et la plupart de ces malades ne reprennent des forces que pour recommencer de plus belle à en abuser. Bons clients!... — Nous pourrions en dire autant d'un très-grand nombre de buveurs, qui doivent à leurs habitudes irrégulières le principe et le développement de leurs maux, et qui paraissent ne pas comprendre que les eaux peuvent certainement calmer leurs souffrances, mais qu'on ne guérit pas d'une maladie chronique, sans une hygiène persévérante et bien ordonnée.

Les femmes atteintes de tumeurs, d'engorgements ou d'une autre affection de l'utérus, commencent toutes leur traitement et très-souvent le
terminent par l'eau de l'*Hôpital,* dont la spécialité
d'action est encore ici généralement admise. Elle
est d'ailleurs facile à comprendre en ce sens que
les maladies de matrice s'accompagnent presque
toujours de dérangements plus ou moins graves de
l'estomac et des intestins, et d'une altération marquée dans la santé générale. Aussi voit-on le plus
ordinairement, chez ces malades, l'amélioration
commencer par le rétablissement des fonctions digestives et le retour graduel des forces. Quant aux
symptômes propres à la maladie, ils sont plus lents
à disparaître, et ne cèdent qu'à l'action combinée
des bains et des douches ascendantes.

Les douches ascendantes, prises à l'établissement
hospitalier, sont encore employées, souvent avec succès, contre l'accumulation habituelle de gaz ou la
pneumatose intestinale, qui, si elle n'est pas une
véritable maladie, constitue néanmoins une incommodité très-désagréable et parfois aussi très-dou-
loureuse; contre les coliques nerveuses, qu'elles
dépendent d'une affection de l'utérus ou des intestins; seulement, dans ces cas, nous croyons qu'il
faut apporter une certaine réserve sur la valeur
effective de la médication.

SOURCE DES CÉLESTINS.

La source des *Célestins* est l'objet d'une erreur générale, sur laquelle nous avons déjà appelé l'attention, et que nous croyons devoir, d'abord, rectifier. Nous voulons parler de la quantité d'acide carbonique qu'elle renferme, et qui passe, bien à tort, pour être de beaucoup supérieure à celle des autres sources. Il n'y a pas un buveur à Vichy qui ne partage cette croyance, basée en principe, sur le goût piquant et vif que donne l'eau des *Célestins*, mais sanctionnée, il faut le dire, par quelques-uns de nos confrères, qui ont accepté le fait, sans prendre la peine de le vérifier, et qui l'ont propagé de la voix et de la plume. Ainsi M. Barthez a reproduit en propres termes, dans son livre (1), l'explication du public : « L'eau de la source des *Cé-* » *lestins*, dit-il, est la plus chargée de toutes en acide » carbonique. » — Il y a ici, nous le répétons, une erreur de goût; mais celle-là peut et doit se discuter. C'est-à-dire que si l'eau des *Célestins* a une saveur plus piquante, c'est uniquement parce qu'elle est froide, en opposition avec les autres sources naturelles, qui sont toutes thermales.

---

(1) *Guide pratique aux eaux de Vichy.* 1859.

L'analyse chimique prouve, du reste, formellement la contre-vérité de la première assertion.
Non-seulement la source des *Célestins* n'est pas la
plus chargée en acide carbonique, mais parmi les
sources naturelles, qui toutes en contiennent moins
que les sources artificielles, elle n'arrive que la cinquième dans l'ordre des proportions, ce qui, en
réunissant toutes les sources, la renvoie à la dixième
place. Après elle viennent seulement la *Grande-
Grille,* le *Puits Carré* et le *Puits Chomel.* Et,
mieux que cela encore, elle ne possède pas
même la quantité d'acide carbonique qu'elle devrait
avoir, en vertu de la loi générale, qui en accorde
davantage aux sources froides. C'est ainsi qu'avec
une température de 14 degrés, elle est inférieure,
pour la contenance du gaz, à la source de l'*Hôpital,* qui a 30 degrés.

En réunissant ces diverses particularités, que dé-
montrent parfaitement les tableaux analytiques, nous
pouvons noter que la source des *Célestins* se présente, comme une exception permanente au régime
général des sources de Vichy.

Source naturelle, elle devrait être thermale, et
elle est froide.

Source froide, elle devrait contenir beaucoup
d'acide carbonique, et elle n'en possède qu'une
quantité relativement très-faible.

La source des *Célestins* doit son nom à un cou-

vent de célestins qui existait jadis en cet endroit,
et dont on voit encore quelques pans de murs ébré-
chés. Elle est située derrière le vieux Vichy, sur les
bords de l'Allier, et à l'extrémité d'un enclos qui
porte aussi le nom du couvent, dont il dépendait.
En ce temps-là, l'eau des *Célestins* et toutes les
eaux de Vichy étaient, en quelque façon, la propriété exclusive des religieux du monastère. Ils
avaient le monopole de leur vente, et ils en tiraient
d'assez gros bénéfices; mais comme entre leurs
mains, les eaux menaçaient de devenir un peu trop
miraculeuses, la charge d'Intendant fut instituée
par Henri IV, dans le but de les préserver et de remédier en même temps à d'autres abus.

Lassonne raconte que dans le dernier siècle, l'Allier passait tout près des bords de la source, et l'inon-
dait périodiquement, à l'époque des grandes crues.
Aujourd'hui les dispositions ne sont plus les mêmes :
l'Allier a été détourné de son cours et refoulé à une
distance convenable; on a creusé et abaissé son
fond, et un large quai, pratiqué sur son ancien lit,
met la source à l'abri de ses atteintes. Elle a néanmoins encore été envahie dans ces dernières années, et submergée pendant plusieurs jours, en
pleine saison thermale, lors des grandes inondations
qui ont ravagé la France; mais en temps ordinaire
cet accident n'est plus à redouter.

Elle jaillit directement du sein d'une roche,

énorme masse d'aragonite, qu'elle a lentement formée elle-même, par ses dépôts successifs. Un large
bassin carré, taillé dans la pierre, reçoit les eaux à
leur sortie, et un système de pompe les amène ensuite à la hauteur du sol. A quelques pas de la
source on a construit une rotonde rustique, qui
communique avec la buvette, par une galerie couverte, et tout près de là, un pavillon, où l'on peut
causer, jouer au billard et lire les journaux. Un
petit jardin, dessiné à l'anglaise, au pied même du
rocher, qui le menace perpendiculairement et de
haut, permet aux buveurs de se promener. Devant
soi on a l'Allier, et un paysage auquel rien ne manque; des pêcheurs à la ligne, des laveuses, du linge
blanc, des paysans qui travaillent, des champs la-
bourés, des prairies, des vaches et de grandes mon-
tagnes au fond. L'endroit est tout à la fois agréable
et pittoresque. Aussi les buveurs en ont-ils fait un
rendez-vous de prédilection.

Dès le matin, on voit arriver ceux qui suivent le
régime de la source. Ils boivent d'abord un grand
verre d'eau, puis ils s'installent sous la rotonde,
allument un cigare, et la conversation commence;
conversation en plein vent, libre comme celle des
enfants et des malades; c'est la chronique locale,
indiscrète et ironique, et comme Guy-Patin disait
des goutteux : Quand ils ne souffrent pas, ils sont
à craindre... Le soir les buveurs de toutes catégo-

ries s'acheminent vers les Célestins, dans un but de promenade et de distraction. Ils envahissent les baraques des marchands étalagistes qui bordent la route, et ils se livrent surtout au jeu de la toupie hollandaise, dont on entend, sur toute la ligne, les ronflements interminables.

On sait que la source des *Célestins* a contribué, plus qu'aucune autre, à faire la renommée des eaux de Vichy. C'est autour de sa buvette qu'on a défendu jadis, avec une passion incroyable et une soif de démon, certaines théories médicales de la goutte et de la pierre ; assauts déplorables, où les combattants jouaient leur vie sans le savoir, et dont la plupart ont payé chèrement les suites. C'était l'époque où un grand nombre de buveurs, désespérant de calculer de mémoire, la quantité d'eau qu'ils ingéraient dans la journée, avaient l'habitude de mettre dans leurs poches, après chaque verre, un petit caillou commémoratif. Aujourd'hui cette fièvre est calmée, malgré qu'il reste encore à Vichy beaucoup de malades imprudents ou mal conseillés ; mais la réputation des Célestins s'est conservée entière : elle vivra même plus longtemps que la source, qui s'épuise de jour en jour et menace de disparaître.

Le rendement de la source des *Célestins,* comparé à ceux des autres sources de Vichy, est insignifiant. En 1820, il était de 500 litres par vingt-quatre heures ; plus tard, en 1843, il était descendu

à 350. Des travaux exécutés à cette époque, avec
beaucoup d'art et d'habileté, par M. l'ingénieur
François, le reportèrent à son ancien chiffre; mais
depuis il a encoré diminué progressivement, jusqu'à
300 et 250 litres. Parfois même, en été, pendant
les grandes chaleurs, la source n'a plus de débit et
se trouve fermée pour les buveurs de l'après-midi.
Son jet est en tout temps d'une lenteur extrême et
a de la peine à se produire, à travers un orifice
embarrassé : circonstance fâcheuse qui, en favorisant les dépôts d'incrustations, obstrue davantage
l'ouverture et s'oppose de plus en plus au libre
écoulement de l'eau. Et malheureusement la situation de la source, au sein de la roche, ne permet
plus de porter remède à cet état de choses, par la
crainte même qu'il y aurait de voir son orifice se
fermer tout à fait, à la suite du plus petit dérangement. La source des *Célestins* est condamnée à
s'éteindre lentement, et ce serait là certainement
un fait bien regrettable, si la nouvelle source, découverte récemment, n'était venue fort heureusement pour la remplacer.

La température de l'eau des *Célestins,* naturellement basse, est encore diminuée par la lenteur de
son jet. Nous l'avons dit, plus le jet d'une source
est rapide, moins l'eau a le temps de se refroidir,
et plus elle est chaude. Cette température est en
même temps très-irrégulière, au point de varier,

dans les expériences de M. François, entre 8 et
22° centigrades. Ces différences s'expliquent d'ailleurs dans une certaine mesure, et tiennent, en
partie, au séjour plus ou moins prolongé de l'eau
dans le bassin qui la reçoit. M. Bouquet, de son
côté, a trouvé 14 degrés; c'est le chiffre que nous
avons donné et qui nous paraît être celui de sa
température normale. Là, d'ailleurs, est la cause
à peu près unique des diverses qualités qui distinguent l'eau des *Célestins*. Étant froide, elle est
d'autant plus sapide que la chaleur de l'air est
plus grande, pendant la saison thermale, l'acide
carbonique se dégage moins facilement et avec de
petits éclats, l'eau est petillante, très-agréable au
goût et très-appréciée par les buveurs. Et nous
pourrions dire : A quoi tiennent les destinées des
théories médicales!..... Si M. Petit eût transporté
sa méthode de boire à outrance, pour le traitement de la goutte, à toute autre source qu'à celle
des *Célestins,* il est probable qu'elle n'aurait pas
eu tant de succès, et que les buveurs dégoûtés, auraient montré pour elle moins d'ardeur et plus de
tempérance.

   Les personnes qui fréquentent spécialement la
source des *Célestins,* en dehors des goutteux, sont
celles atteintes de gravelle, de coliques néphrétiques et d'affections chroniques des voies urinaires.
En général, chez ces malades, les voies digestives

sont en parfait état de conservation, et la plupart, les goutteux et les graveleux surtout, digèrent l'eau sans peine, et à des doses vraiment énormes. Cependant l'eau des *Célestins* est fortement stimulante, et sa température inférieure contribue pour une bonne part à la rendre telle, de façon que, pour peu qu'il y ait de susceptibilité dans les organes digestifs ou dans la nature des malades, son emploi devient difficile et même dangereux. Elle a surtout pour effet de provoquer facilement des symptômes de congestion vers la tête, avec céphalalgie, étourdissements, battements des tempes et troubles de la vue. Il faut se mettre en garde contre ces accidents encéphaliques, qui se présentent, assez souvent, avec un caractère de sérieuse gravité. Un autre effet plus constant de l'eau des *Célestins* et plus marqué que le précédent, c'est d'agir directement sur les organes urinaires et de tendre à les exciter. Aussi, si dans les cas de goutte ou de gravelle légère et atonique, on peut sans inconvénient, pourvu que l'état de la constitution ne présente pas de contre-indication, l'administrer dès le début du traitement, il n'en est plus de même dans les affections propres des reins et de la vessie. On risquerait de voir se réveiller tous les symptômes d'acuité, avec exaspération dans les douleurs et dans la marche de la maladie.

Sur douze malades atteints de catarrhes de la

vessie, que nous avons traités à l'hôpital militaire de Vichy, aucun n'a pu supporter l'eau des *Célestins*, dès le début. Tous nous ont présenté des accidents de réveil, douleurs vives du col, cuisson en urinant, urines purulentes ou sanguinolentes, qui nous ont forcé de recourir, pendant un temps plus ou moins long, à l'eau de l'*Hôpital* ou de la *Grande-Grille*. Cinq malades, affectés de néphrite calculeuse, ont éprouvé une exaspération analogue des divers symptômes. — Chez trois malades, en ville, ayant la gravelle, nous avons vu survenir des douleurs lombaires, avec accidents de néphrite et diarrhée; chez un autre, qui avait eu deux ans auparavant un accès de colique néphrétique, suivi de l'émission d'un calcul, l'accès a menacé de se reproduire, et n'a été éloigné que par la suspension momentanée du traitement. C'est ici le cas de rappeler les paroles de Prunelle que cite M. Durand-Fardel : « L'eau des *Célestins* fait souvent disparaître les coliques néphrétiques; mais plus souvent elle les réveille. »

Il est donc très-important, sans penser à nier l'action salutaire de l'eau des *Célestins*, d'en surveiller attentivement les effets, et de ne la prescrire qu'avec une grande réserve. Notons aussi que les divers accidents dont nous venons de parler, et qui lui sont propres, cessent d'ordinaire quand on arrête son emploi, ou ne se produisent pas, si on a

eu le soin de préparer le malade, par l'usage anté-
rieur d'une source moins excitante. La *Grande-
Grille* ou l'eau de l'*Hôpital* sont de nature à remplir parfaitement cette dernière condition, et nous
ne craignons pas de poser comme une règle d'une
bonne pratique, de toujours commencer par l'une
de ces sources, le traitement des maladies de l'appareil urinaire.

Dans tous les cas, du reste, l'eau des *Célestins*,
en raison de ses propriétés stimulantes et énergi-
ques, doit être prescrite en quantité très-modérée.
C'est encore là le meilleur moyen d'assurer son efficacité, en prévenant tout accident. — Chose singulière, que de toutes les sources de Vichy, celle qui
veut être prise avec le plus de précaution et aux
doses les plus faibles, soit précisément celle dont on
a tant abusé et dont on abuse le plus encore ! C'est
une erreur fâcheuse, dont on n'aperçoit souvent pas
les dangers immédiats ; mais qui, par la suite, se règle
toujours au détriment des malades. L'expérience a
prouvé depuis longtemps cette vérité, sur laquelle il
est bon d'appeler les sérieuses réflexions des buveurs.

NOUVELLE SOURCE DES CÉLESTINS.

La source, actuellement dite *Nouvelle des Célestins*, est la troisième, qui ait déjà porté ce nom
et celle qui définitivement paraît devoir le conserver. La première fut découverte, il y a quelques
années, à 10 mètres environ de l'ancienne, et saluée
et entourée de soins particuliers à son apparition.
Elle fut jaugée et analysée, et c'est à elle que se
rapportent les résultats chimiques qui figurent dans
les tableaux de M. Bouquet. Mais on s'aperçut
bientôt que ce que l'on avait pris pour une source
paraissait n'être que le résultat d'une infiltration,
répandue sur une large surface, et qui ne tarda pas,
en effet, à se faire jour dans un autre point, par
une masse d'eau beaucoup plus considérable. Ce
fut la seconde *Nouvelle des Célestins,* dont les travaux d'aménagement furent confiés à M. l'ingénieur Pigeon. Le premier soin de M. Pigeon fut de
poursuivre résolûment l'infiltration et de ne s'arrêter que lorsqu'il aurait découvert la véritable origine de la source. Il la découvrit, en effet, au mois
d'avril 1858. Depuis il a dépensé pour elle sa sol-
licitude et son talent; il l'a mise dans une espèce
de sanctuaire, au fond d'une grotte artificielle, qui
est une merveille d'art, de goût et de hardiesse;

mais comme on a autant de droit à l'injustice des
hommes quand on découvre une source que lorsqu'on découvre un monde, M. Pigeon reste le Chris-
tophe Colomb de la troisième *Nouvelle des Célestins.*

Elle est située sur le même emplacement que l'ancienne source, dans le même petit jardin anglais, et
elle jaillit directement du même rocher. L'eau, que
l'on voit sourdre au niveau du sol, est reçue dans
une petite conque, qu'on lui a taillée dans la pierre,
et s'échappe ensuite par des conduits souterrains. On
arrive à la buvette à travers un large vestibule, qui
s'incline légèrement et paraît s'agrandir, à la faveur
d'un jour à demi voilé. Sur le devant de la grotte,
M. Lefaure, architecte du Gouvernement, a fait
construire un corps de bâtiment, en forme de por-
tique, percé de grandes arcades vitrées, qui s'har-
monise parfaitement avec le site extérieur. Seule, la
couleur bleue des verres nous paraît défectueuse,
encore qu'on l'ait choisie pour augmenter, en l'as-
sombrissant, la profondeur de la grotte. « A l'extérieur elle est disgracieuse, disait un goutteux,
comme des lunettes bleues sur une face humaine. »
Nous ajoutons, avec plus de sérieux, qu'à l'intérieur, elle pèse sur la tête des buveurs et leur donne
le vertige. Sur tous les autres points, il faut rendre
justice à l'administration, qui n'a rien négligé, pour
placer la source dans les meilleures conditions de

convenance et d'agrément, et la rendre digne de l'emplacement qu'elle occupe.

Nous avons peu de chose à dire sur l'eau de la nouvelle source, qui n'a pas encore été analysée. Son rendement, d'après les renseignements que nous devons à M. Pigeon, paraît être de 7,000 litres environ par jour. Quant à son usage, il semble destiné à remplacer celui de l'ancienne source. C'est l'année dernière seulement qu'on a fait l'inauguration de la buvette, et, pendant la saison thermale, les mêmes affections ont été traitées indifféremment par l'une ou par l'autre. Cependant nous ne croyons pas, comme nous l'avons entendu affirmer, que la composition chimique de l'eau nouvelle soit égale à celle de l'ancienne. Elle lui ressemble sans doute, mais comme toutes les eaux de Vichy se ressemblent entre elles, sauf pourtant, qu'elle jaillit du même rocher, et peut-être faut-il voir là, du moins jusqu'à présent, la meilleure raison de l'analogie qu'on lui prête. Les anciens buveurs, du reste, ne s'y sont pas trompés, et tous sont restés fidèles à la première buvette, dont l'eau plus agréable, désaltère beaucoup mieux. Nous constatons le fait, sans toutefois l'approuver.

L'eau de la *Nouvelle source des Célestins* nous a paru, au contraire, avoir sur celle de l'ancienne, l'avantage d'être beaucoup moins excitante. Nous ne lui avons pas reconnu une action aussi énergique

3.

sur les organes urinaires, ni cette tendance à provoquer des mouvements encéphaliques, que nous si-
gnalions tout à l'heure comme un motif de grande
prudence. On peut, croyons-nous, la prescrire plus
facilement au début du traitement. Elle est d'ailleurs très-légère et les malades la digèrent bien. Sa
température est plus élevée que celle de l'ancienne,
et elle paraît aussi contenir plus de fer, à en juger
par l'enduit ocreux qu'elle dépose sur les parois de
la fontaine. Mais nous n'indiquons ici que des ap-
proximations et des probabilités : c'est à l'analyse
chimique à nous donner la véritable composition
de l'eau nouvelle, et à l'expérience clinique de
nous fixer sur ses propriétés thérapeutiques particulières.

SOURCE LUCAS.

La source *Lucas*, du nom d'un des derniers
Inspecteurs des eaux, prend quelquefois aussi le
nom d'une autre source, dite des *Acacias*, qui existait jadis séparée d'elle et qui lui a été réunie. Elle
est située en face de l'hôpital militaire, à 150 mètres environ, à l'est, du grand établissement thermal. Son point d'émergence, unique maintenant,
est profondément placé à 7 ou 8 mètres sous terre.

Il faut descendre, pour le voir, à travers un escalier roide, dans un caveau sombre, où fonctionne un large système de pompes, lesquelles, prenant l'eau à sa sortie, la renvoient dans les réservoirs de l'établissement. Une autre pompe, plus petite, sert à élever l'eau perpendiculairement, pour les besoins de la buvette, à un mètre au-dessus du sol extérieur. Là elle jaillit, au moyen d'un robinet, dans une petite conque de pierre, d'où elle retombe par un tuyau dans le bassin primitif. Avec cette disposition, la fontaine *Lucas* a une apparence plus que modeste. On a enfermé le petit corps de pompe, qui la représente, sous une espèce de guérite en bois, à peine grande pour la loger et au fronton de laquelle le nom de la source est écrit à l'encre noire. Alentour, aucun abri ni lieu de repos pour le buveur, qui est obligé de boire son verre d'eau et de se sauver au plus vite, pour échapper aux ardeurs d'un soleil caniculaire. Il est vrai que cet aménagement, la guérite comprise, n'est que provisoire; mais voilà bien peut-être son plus grand tort, parce qu'il a plus de chances de durer longtemps.

Le rendement journalier de la source *Lucas* a présenté, suivant les époques, d'assez grandes irrégularités, et n'est pas le même, suivant qu'on le mesure au niveau du puits ou à l'orifice même de la source. En 1851, M. Dufresnoy, inspecteur général des mines, trouva à ce dernier point, 81,720 litres et seulement 22,700 au niveau supérieur. Quelques jaugeages exécutés ensuite, mais peut-être mal exécutés, ont porté ce rendement à 200 et 300,000 litres. Actuellement, la source donne, à la limite d'aspiration des grandes pompes, 86,000 litres.

Cette grande quantité d'eau est employée, à peu près exclusivement, à alimenter les baignoires de l'établissement thermal. Par suite de dispositions récentes, la source *Lucas* devra fournir aussi l'année prochaine, concurremment avec le *Puits Carré,* au service de l'hôpital militaire, dont le système balnéaire vient d'être terminé. La buvette, qu'on n'a installée et ouverte réellement au public que l'année dernière, est encore peu fréquentée par les buveurs et n'absorbe qu'une quantité d'eau insignifiante. Nous croyons cependant qu'elle est destinée à une plus grande consommation.

L'eau de la source *Lucas* a, d'après M. Bouquet, une température de 29° centigrades. Elle nous a donné à nous 29°.8. Elle possède une odeur caractéristique d'hydrogène sulfuré, qui, à certains jours surtout, devient très-sensible, mais qui s'évapore très-promptement. Il suffit même de garder le verre à la main, pendant moins d'une minute avant de la boire, pour que le goût n'en soit pas atteint. Sa saveur est légèrement fade, moins pourtant que celle des diverses sources thermales de Vichy, et cela tient sans doute à la grande quantité d'acide carbonique qu'elle contient. Sous ce rapport, la source *Lucas* présente une exception inverse de celle des *Célestins*. En examinant les tableaux analytiques, on voit que ses proportions gazeuses sont supérieures, de plus de moitié, à celles des sources naturelles, et qu'elles atteignent, en les dépassant quelquefois, celles des sources froides et artificielles. C'est probablement à cette cause qu'il faut attribuer l'action vive, qu'elle exerce sur la muqueuse gastrique et la sensation de chaleur à l'épigastre, qu'elle développe chez certains malades. Mais si l'eau de la source *Lucas* se rapproche des sources artificielles par la grande quantité d'acide carbonique, elle rentre dans la loi des sources naturelles par l'abondance de ses principes minéralisateurs, double circonstance, à laquelle elle doit d'être, à tous égards, la plus riche et, en quelque sorte, comme la prototype des eaux de Vichy.

Elle ne paraît pas, au point de vue thérapeutique, posséder aucune action spéciale, ou du moins les essais, tentés dans ce but, n'ont-ils pas été assez nombreux pour permettre de lui en assigner. Nous croyons cependant qu'en raison même de sa richesse minérale et gazeuse, elle est appelée à rendre beaucoup de services. Nous l'avons employée, avec succès, dans quelques cas d'affections intestinales, où l'eau de l'*Hôpital* n'était pas tolérée, et particulièrement, contre une dyspepsie avec diarrhée, suite d'une fièvre typhoïde, qui avait considérablement diminué les forces du malade. Elle a une aptitude remarquable à stimuler l'action digestive, sans provoquer ni douleurs de tête ni vertiges. Aussi elle nous paraît très-indiquée, dans tous les cas où les premières voies sont, en quelque sorte, plus embarrassées que malades, chez les personnes particulièrement disposées à la sécrétion de la lymphe, et toutes les fois qu'à une grande atonie des fonctions intestinales, se joignent le relâchement de l'organisme et un embonpoint sans dureté.

Anciennement la source *Lucas* s'appelait crûment, à Vichy, la source des *Galeux,* et certaines expériences de Prunelle font croire que ce n'est pas sans motif qu'on lui avait donné ce nom. On avait dû lui reconnaître, sinon la faculté de guérir la gale proprement dite, au moins une certaine action spéciale contre les maladies de la peau. Son odeur d'hydrogène sulfuré a peut-être été le point de départ de cette opinion, qui d'ailleurs n'a rien de déraisonnable, surtout si l'on considère les services signalés que la médication alcaline rend, tous les jours, contre ces mêmes affections. Il est vrai que l'expérience de nos confrères et nos propres observations, ne la confirment pas absolument. Cependant, nous devons dire que chez quelques malades de l'hôpital militaire, atteints de dyspepsie, et qui présentaient en même temps diverses éruptions cutanées, nous avons vu la peau se dépouiller d'une façon complète. Un fait remarquable nous a été fourni par un officier de marine qui avait rapporté des colonies, en même temps qu'une gastralgie dyspeptique, une éruption confluente de papules plates, arrondies, rougeâtres, occupant toute l'étendue du tronc et ayant de très-près l'aspect de syphilides ; maladie très-commune, à ce qu'il paraît, dans les pays chauds, où elle a reçu le nom de *bourbouille*. A la fin du traitement thermal, l'éruption avait considérablement diminué, les papules s'étaient éteintes et la peau avait repris à peu près sa coloration normale. Notons encore qu'ayant fait personnellement usage de l'eau de *Lucas,* pendant une quinzaine de jours, nous lui avons reconnu une tendance remarquable à agir sur la peau et à provoquer des sueurs abondantes.

En tenant compte de ces données et en considérant que les eaux de Vichy, en dehors de leur composition alcaline, contiennent encore une quantité notable d'arséniate de soude, nous ne sommes pas éloigné d'admettre qu'il puisse y avoir quelque chose de vrai, dans l'opinion des anciens médecins. Parmi les maladies de la peau, il y en a beaucoup qui dépendent, plus ou moins directement, d'une affection intestinale ou de telle disposition vicieuse des voies digestives. C'est principalement dans ces cas que l'eau de la source *Lucas* nous paraît devoir être utilement employée, et que l'expérience peut amener des résultats favorables.

SOURCES DE SAINT-YORRE.

Nous avons placé ici les sources de *Saint-Yorre,* parce qu'elles sont naturelles; mais elles s'éloignent de toutes les conditions des anciennes sources de Vichy. Au contraire, elles se rapprochent absolument des sources artificielles, par leur température et leur composition. Elles sont situées à 6 ou 7 kilomètres de Vichy, près du village de Saint-Yorre, au bas d'une petite vallée qui descend, par une pente douce, sur la rive droite de l'Allier. L'endroit est charmant et pittoresque, et sert de but de promenade aux buveurs; malheureusement, il est un peu trop éloigné pour que les malades puissent venir s'y installer et s'y soumettre régulièrement au régime des sources.

Il y a à Saint-Yorre la grande et la petite source, toutes les deux de composition égale, sauf une odeur très-sensible d'hydrogène sulfuré, qui distingue la dernière. La grande source, dont nous voulons seulement nous occuper, est la plus froide de toutes celles de Vichy. Sa température égale à peine

12° centigrades. Son rendement journalier n'a pas
encore été fixé, mais ne paraît pas s'élever au-
dessus de 7 à 8,000 litres. Elle jaillit à un mètre
environ au-dessus du niveau du sol, dans un bassin
circulaire, maçonné en forme de puits, où l'on puise
l'eau à niveau de jet. Celle-ci a une saveur piquante
et singulièrement agréable. Elle petille dans la bouche comme une eau gazeuse, et l'on est forcé de
ne la boire qu'à petites gorgées. Elle vous laisse
ensuite un arrière-goût d'encre, indice de ses qualités ferrugineuses, qui d'ailleurs se manifestent
bien davantage, par le large dépôt rougeâtre qui ta-
pisse les parois du bassin et se répand autour de
la source.

L'absence de buvette ou, pour mieux dire, la
situation éloignée des sources de *Saint-Yorre*, n'a
pas permis de déterminer directement leurs propriétés thérapeutiques spéciales; mais il est facile
de suppléer à ce manque de faits par l'analogie, et
on peut leur supposer une action égale à celle des
sources *Lardy*, d'*Hauterive* ou de *Mesdames*, dont
nous parlerons tout à l'heure. Elles fournissent uniquement au service d'expédition de l'eau, et celle-ci
n'est employée que transportée. Ses grandes proportions d'acide carbonique et sa température très-
froide, qui s'oppose au dégagement de ce gaz, la
rendent, d'ailleurs, merveilleusement propre à cet
usage. Mise en bouteilles, hermétiquement fermées,

elle se conserve parfaitement, et on lui retrouve, même après un temps assez long, ses qualités gazeuses et sa saveur vive et agréable.

Les sources de *Saint-Yorre* appartiennent à M. Larbaud, pharmacien à Vichy, qui les exploite au nom d'une société par actions, qui s'est réunie l'année dernière.

III

SOURCES ARTIFICIELLES.

Rappelons brièvement les quelques propositions générales que nous avons déjà consignées.

Les sources artificielles de Vichy ne possèdent qu'une thermalité relative.

Elles sont moins minéralisées et plus gazeuses que les sources naturelles.

Trois parmi elles se distinguent par une proportion plus grande de bicarbonate de protoxyde de fer, qui leur a valu le nom de sources ferrugineuses.

Elles sont toutes récentes.

C'est en 1844, que le premier forage fut exécuté à Vichy par MM. Brosson, et produisit le *Puits Brosson* ou la source du *Parc*. Après celui-là vinrent les autres; seulement, comme on craignit, à tort ou à raison, que ces voies nouvelles, ouvertes à l'écoulement des eaux, ne vinssent diminuer le rendement des anciennes sources, un décret du Gouvernement provisoire, en 1848, défendit le percement de puits artésiens, dans un périmètre convenablement étendu.

PUITS BROSSON.

Le *Puits Brosson*, placé en face et un peu sur la droite de l'établissement thermal, n'est distant du *Puits Carré* que de 200 mètres environ. Il était situé d'abord sur un petit terrain contigu au *Parc*, et qui depuis lui a été réuni, en même temps que lui-même a pris le nom de source du *Parc*. Le forage qui lui a donné naissance, fut poussé jusqu'à une profondeur de 48 mètres. A ce point, la sonde fit jaillir une masse considérable d'eau, dont l'écoulement sembla se faire, dans les premiers temps, au préjudice du *Puits Carré*. De là vinrent des craintes exagérées peut-être, et des contestations plus ou moins fondées s'élevèrent entre la Compagnie fermière et MM. Brosson. Il est difficile, en effet, de comprendre comment une voie artésienne pourrait porter atteinte aux sources naturelles, quand on sait que celles-ci, au sortir de la roche primitive et dans tout leur trajet, à travers les terrains d'alluvion qui comblent le bassin de Vichy, lais-

sent déposer des matières minérales, qui se con-
crètent autour d'elles et leur forment un tuyau complet d'isolement. Il faudrait pour cela que la sonde
rencontrât précisément cette cheminée protectrice;
mais de fait, après les travaux de captage exécutés
auprès du *Puits Carré,* quand on eut abaissé son
point d'émergence et débarrassé son orifice des concrétions qui l'obstruaient, le rendement de cette
source prit une extension plus considérable que
jamais. D'autre part, le *Puits Brosson,* qui avait
coulé d'abord avec tant d'abondance, diminua progressivement son débit, puis présenta des intermittences plus ou moins longues, qui ont toujours con-
tinué, et sont devenues son régime permanent.

Cette dernière circonstance a toujours rendu le
jaugeage de la source très-difficile. Son rendement
journalier, que M. Radoult avait porté à 66,000 litres, n'a été évalué qu'à 48,500 litres, par M. François, et ce dernier chiffre paraît être le plus réel.
Ses intermittences sont très-irrégulières, sans loi ni
règle fixes entre les temps d'écoulement et les temps
d'arrêt. On l'a vue couler quelquefois, sans discon-
tinuité, pendant vingt et vingt-cinq jours; d'autres
fois aussi, elle s'est arrêtée, pendant des périodes
aussi longues. Cependant, d'après les observations et les calculs de M. Dufresnoy, l'intermittence normale présente, le plus ordinairement, une
durée de quarante-cinq à cinquante-cinq minutes.

Tous les trois quarts d'heure ou toutes les heures les jaillissements se manifestent, accompagnés de violentes détonations et précédés d'une émission considérable de gaz. L'eau monte ensuite et se précipite par jets brusques et saccadés et comme à la suite de soufflements réitérés. Pour les besoins de la buvette, on a établi une pompe qui la verse, par la gueule d'une longue couleuvre recourbée, dans un bassin de pierre, élevé d'un mètre et demi environ au-dessus du sol. La fontaine, située sur la droite du parc, est placée sous un grand hangar, construit en forme de pavillon et porté par des colonnes de bois.

L'eau de la source du *Parc* est surtout employée pour le service des bains de l'établissement. Elle a une température de 22 à 23° centigrades, et elle se distingue par un goût très-prononcé d'hydrogène sulfuré. Sa composition se rapproche beaucoup de celle des anciennes sources, dans l'enceinte desquelles elle a été trouvée, sauf pourtant une quantité beaucoup plus considérable d'acide carbonique libre qu'elle renferme. Nous ne lui connaissons pas de propriétés thérapeutiques particulières, et peu de malades en font usage. Cependant, on voit venir à sa fontaine quelques personnes atteintes de paresse stomacale ou d'affection atonique des intestins; d'autres, dont les voies aériennes sont fatiguées ou plus ou moins endommagées, par suite d'irri-

tations chroniques et de catarrhes ou qui portent
sur le corps diverses traces de maladies de la peau.
Pour notre compte, nous ne l'avons jamais prescrite,
lui préférant, dans les cas où elle semblerait indiquée, l'eau de la source *Lucas,* avec laquelle d'ailleurs elle a beaucoup d'analogie.

PUITS LARDY.

Le puits *Lardy* est situé dans l'enclos de l'ancien
couvent des Célestins, et doit à cette situation d'être
nommé aussi source de l'*Enclos des Célestins.* Il n'y
a pas, dans tout Vichy, un endroit plus agréable et
mieux disposé que celui-là : sur les hauteurs d'un rocher, un grand parc, planté d'arbres de haute futaie
et d'arbustes fleuris et odorants, avec de larges allées
sablées, où les buveurs trouvent, tout à la fois, une
promenade facile, un abri contre les ardeurs du soleil
et une vue délicieuse. C'est une succursale du parc
du grand Établissement, mais moins bruyante, plus
accidentée et plus favorable à l'isolement et à l'inti-
mité. On y vient, dans la journée, se reposer à l'om-
bre des grands noyers, ou on s'installe, près de la
source, dans des kiosques disposés pour la lecture
des livres et des journaux. Le soir, les allées se gar-
nissent de chaises, sur lesquelles les buveurs respi-

rent l'air frais et pur et causent, par petits groupes,
« sous le ciel sans nuages ». Nous ne vantons pas
l'Enclos des Célestins, seulement parce qu'on y trouve
les plaisirs de la vue et le charme des sensations;
mais quand la nature dispose l'esprit au calme et à
la sérénité, elle contribue, bien plus efficacement,
à ramener la santé du corps.

Le puits *Lardy* est le plus pénétrant des puits artésiens de Vichy; il va jusqu'à 150 mètres, en centre
de terre. De cette grande profondeur, les eaux ra-
mènent une certaine quantité de sables et de graviers, que la force expansive de l'acide carbonique
soulève et chasse devant elle. L'eau monte par un
tuyau d'ascension et se déverse, au moyen d'un griffon, dans une vasque en lave, qu'elle recouvre de
ses dépôts et sédiments ocreux. Dans les commencements, elle jaillissait avec une assez grande abondance. Son rendement journalier était de 20,000 litres; mais, dans les années suivantes, on l'a vu
décroître à 17, à 12, à 10, et maintenant il n'est
plus que de 7,000 litres.

L'eau du puits *Lardy* a une température de
23° centigrades. Elle a la saveur prononcée des sels
de fer et l'odeur hydro-sulfureuse. Son action sur
la muqueuse stomacale est vive et stimulante, et les
malades la digèrent très-bien. Mais elle développe
souvent, après elle, des céphalalgies violentes et divers autres troubles nerveux, suivant les suscepti-

bilités particulières; ce qui fait qu'on ne doit la prendre qu'avec précaution et à petites doses. Les petites doses, du reste, doivent être observées auprès de toutes les fontaines de Vichy; et si nous revenons sur ce point avec insistance, c'est que les déceptions et les mécomptes, qui accompagnent souvent le traitement thermal, ont pour cause principale la largeur des prescriptions médicales et l'intempérance des buveurs.

Les malades qui viennent à la buvette du puits *Lardy* sont très-nombreux et très-divers. Dans un des kiosques qui avoisinent la fontaine, les propriétaires ont eu l'idée de mettre une espèce de registre d'observations, que tout le monde peut voir et consulter, et sur lequel les buveurs inscrivent eux-mêmes les détails de leurs maladies et du traitement qu'ils ont suivi. Il y a naturellement dans ces récits de magnifiques et puissantes hyperboles : c'est un hymne perpétuel à la naïade de l'endroit, chanté dans toutes les langues et sur tous les tons de l'emphase, de l'admiration et de la reconnaissance. Un grand nombre de malades sont des transfuges d'une autre source, et s'il fallait les croire, l'eau de *Lardy* réunirait les propriétés spéciales attribuées aux diverses fontaines de Vichy et posséderait seule le don de guérir. Cependant, en faisant la part la plus large à l'exagération, on trouve encore dans ce recueil un grand fonds de renseignements

4

utiles et qui concordent, avec l'expérience médicale. Qu'y a-t-il d'étonnant, au reste, qu'une eau minérale qui possède une double propriété reconstituante, et par le fer qu'elle contient en quantité suffisante et par l'action stimulante qu'elle exerce sur la muqueuse intestinale, puisse être très-efficace, dans la plupart des maladies chroniques, qui s'accompagnent le plus ordinairement de désordres dans les digestions, de nutrition incomplète ou mauvaise et d'un appauvrissement plus ou moins considérable du sang?

L'eau de la source *Lardy* peut remplacer avec avantage, pendant un temps limité, ce que dans la médecine générale on appelle le traitement analeptique : les amers et les ferrugineux. Elle est spécialement indiquée contre la chlorose, l'aménorrhée, la débilité qui suit les grandes pertes de sang et dans tous les cas où la constitution étant affaiblie, sans lésion organique appréciable, il suffit de réveiller l'énergie des fonctions digestives, pour que le malade, assimilant davantage, recouvre la plénitude de ses forces. Les enfants, les femmes, les jeunes filles en font particulièrement usage, et parmi celles-ci on remarque beaucoup d'Anglaises et beaucoup de belles dames, qui portent d'un air dolent les fatigues du monde et les regrets d'avoir trop aimé les fêtes, le bal et.... l'accessoire. Il est des malades, atteints d'affections intestinales sans

irritation, qui, après avoir commencé le traitement à la source de l'*Hôpital*, viennent le terminer
très-avantageusement à la source *Lardy*. Il en est
d'autres pour lesquels il est plus utile encore de
le commencer directement par cette dernière : cela
se remarque surtout dans certaines dyspepsies indolentes.

Une des propriétés les meilleures et les plus in-
contestables de la source *Lardy,* c'est l'action salutaire qu'elle exerce contre la cachexie paludéenne,
lorsqu'on l'administre concurremment avec l'eau
de la *Grande-Grille*. Nous l'avons expérimenté sur
de nombreux malades de l'hôpital militaire, chez
lesquels les fièvres d'Afrique avaient laissé des
traces profondes, et toutes les fois que l'état des
voies digestives nous a permis l'emploi de la source
Lardy ou de la source *Mesdames,* le traitement
thermal a réussi beaucoup mieux que si le malade
eût été laissé à l'usage unique de la *Grande-Grille*.
Le raisonnement d'ailleurs se joint à l'expérience
pour recommander cette pratique. Si l'on admet en
effet, d'après les études physiologiques les plus récentes, que la rate a pour action de faire passer du
blanc au rouge les globules sanguins, et que les engorgements de cet organe, en entravant ses fonctions, amènent la présence des globules blancs,
dans la masse du sang, — et cela s'accorde avec les
résultats pathologiques, — il est évident qu'il doit

être très-avantageux d'essayer sur l'économie la double action reconstituante, dont nous venons de parler, des sels de fer et de la stimulation gastro-intestinale.

PUITS DE MESDAMES.

Il est situé à 1,500 mètres environ de Vichy, sur la route de Cusset, entre celle-ci et la rive gauche du Sichon, et à l'extrémité de l'allée de peupliers, dite allée de Mesdames, en l'honneur de Mesdames Adélaïde et Victoire, auxquelles la station thermale doit ses premiers embellissements. Foré par M. Brosson, peu de temps après la découverte de la source *Lardy*, il fut acheté ensuite par la compagnie fermière, qui amena ses eaux jusqu'à Vichy. Pour cela on a construit, à l'ouverture du tube ascensionnel, un bassin circulaire où celles-ci se déversent et d'où elles s'échappent par une conduite en fonte. Au-dessus du bassin, un appareil hydraulique comprime fortement l'acide carbonique, qui tendrait à se dégager, et le chasse dans le tuyau conducteur avec les eaux, que lui-même, par sa force expansive, contribue ensuite à entraîner. Ainsi se trouvent réalisées, autant que possible, les conditions naturelles des sources minérales jaillissantes, qui n'arrivent à niveau de terre que sous la pression ascensionnelle de l'acide carbonique; et l'eau, par cette même disposition, est moins exposée à perdre ses éléments minéralisateurs, dans le trajet qu'elle parcourt jusqu'à Vichy.

La fontaine de *Mesdames* vient s'ouvrir dans la galerie des sources du grand établissement, à l'extrémité opposée à celle qu'occupe la *Grande-Grille.* Elle est formée par deux bassins de petite dimension, placés l'un au-dessus de l'autre et portés sur une assise en maçonnerie. Le bassin inférieur, plus grand, est d'une coupe élégante et gracieuse; mais le supérieur, vraiment, a les proportions, la tournure et l'aspect fâcheux d'une marmite. Le public des buveurs n'est pas sans s'apercevoir et s'égayer un peu de cette étrangeté artistique. C'est dans celui-là que l'eau jaillit et qu'on la puise pour les besoins de la buvette. Elle se déverse ensuite en cascade par-dessus ses bords, et recouvre toute la fontaine de ses dépôts rougeâtres.

Le débit de la source, calculé au point d'émergence, est de 15,000 litres par jour; sa température est de 16 degrés. Son eau, quoique un peu moins chargée de substances minérales, est d'une composition assez analogue à celle du puits *Lardy.* Elle a comme celle-ci des proportions très-fortes d'acide carbonique et de fer. Dans les commencements, elle avait même paru lui être supérieure sous ces rapports; mais les analyses chimiques de l'eau de *Mesdames* ont été faites à la naissance même du puits, et nous sommes porté à croire qu'elle arrive à l'établissement un peu éventée et après avoir perdu quelques-uns de ses principes. Quel que soit le soin qu'on ait apporté dans la construction de l'appareil hydraulique, il est impossible qu'il puisse empêcher toute évaporation de l'acide carbonique. Le tuyau en fonte qui amène les eaux est, en effet, recouvert, dans les premiers mètres de son étendue, d'une couche très-épaisse de sédiments ocreux, indice irrécusable de cette évaporation et d'une certaine déperdition des sels de fer. Il serait à désirer, pour être fixé sur la vraie composition de l'eau de *Mesdames,* que l'analyse en fût faite à son arrivée à l'établissement thermal. Toujours est-il qu'elle n'a ni le goût piquant que ses grandes proportions gazeuses devraient lui donner, ni la saveur ferrugineuse aussi prononcée que celle du puits *Lardy*. Elle est moins stimulante que cette dernière et ne donne pas lieu aussi facilement à des céphalalgies et à divers troubles nerveux; mais elle est plus indigeste, et un grand nombre de malades ne peuvent pas la supporter. Elle pèse alors sur l'estomac avec la lourdeur d'une pierre, et son ingestion est suivie de ballonnement de ventre, de coliques et de violentes diarrhées.

Les applications thérapeutiques de l'eau de *Mes-*

dames sont les mêmes que celles de l'eau de *Lardy.* Elle est indiquée dans les mêmes affections, le même personnel de malades fréquente sa buvette, les personnes seules varient, suivant que leurs dispositions maladives et les exigences particulières de leurs tempéraments s'accommodent mieux de l'une ou de l'autre des deux sources. Nous avons assez dit, du reste, que l'application thérapeutique des diverses sources de Vichy est, avant tout, une question d'idiosyncrasie physiologique ou pathologique.

PUITS D'HAUTERIVE.

Le petit village d'Hauterive, situé sur la rive gauche de l'Allier, à 5 kilomètres de Vichy, possédait autrefois des sources naturelles, dont il est fait mention dans les anciens livres de médecine. Ces sources avaient cessé de couler depuis longtemps lorsqu'en 1844, MM. Brosson les retrouvèrent, en quelque sorte, en pratiquant sur leur ancien emplacement le forage qui a donné naissance au puits actuel. C'était une bonne fortune, qui fit pendant quelque temps d'Hauterive une station thermale, à côté de Vichy. On construisit un petit établissement contenant quelques baignoires, dans l'espérance d'y voir venir des malades; puis la compagnie fermière acheta la nouvelle source, qui devint avec son établissement, la propriété de l'État.

Le puits d'*Hauterive* est le troisième des puits artésiens ferrugineux, et de beaucoup le plus important des trois, par l'abondance de son débit. Unique dans l'origine et n'ayant qu'un seul jet, il donnait journellement 86,000 litres. Plus tard, son jaillissement se trouva divisé et fournit à un nouveau puits, pratiqué à 2 ou 3 mètres de distance du premier. L'un et l'autre sont connus actuellement sous les noms de Grande-Source et source de la Galerie.

La Grande-Source est spécialement affectée à la fabrication du bicarbonate de soude. Elle jaillit dans une cavité close, destinée à contenir la grande quantité d'acide carbonique qu'elle fournit, et à rendre par là cette fabrication plus facile. Son rendement journalier est de 29,660 litres.

La source de la Galerie, dont le débit n'est que de 24,000 litres, se déverse dans un petit bassin circulaire, placé sous la galerie ou le péristyle de l'établissement, et sert uniquement à l'expédition des eaux en bouteilles.

Il n'y a pas à Hauterive de buvette et les malades n'y viennent que dans un but de promenade. La compagnie fermière avait eu jadis l'idée d'amener ses eaux à Vichy, et ce projet aurait eu certainement des avantages, eu égard à leur excellente com-

position ; mais il ne faut pas trop le regretter peut-
être, en pensant qu'elles auraient pu laisser, dans le
trajet, une partie de leurs principes. M. Durand-
Fardel estime qu'elles seraient les plus propres à
remplacer l'eau des *Célestins*, sans qu'il leur re-
connaisse pourtant une action spéciale sur les organes urinaires ; il loue beaucoup leur qualité digestive et la facilité avec laquelle les malades les
supportent ; on peut ajouter encore qu'à Vichy, elles
auraient une application analogue à celle de la
source *Lardy* et de *Mesdames ;* mais la même ob-
jection reste, à savoir : si une eau, qui aurait par-
couru 5 kilomètres dans un tuyau conducteur, con-
serverait les mêmes propriétés qu'à son point de
jaillissement ? Nous ne le pensons pas.

L'eau de *Hauterive* est, de toutes celles de Vichy,
la plus chargée en acide carbonique. Elle est froide
entre 14 et 15 degrés, et cette double circonstance
la rend très-précieuse pour le transport en bouteilles.

PUITS DE VAISSE.

Le puits foré de *Vaisse* n'existe à Vichy qu'à
l'état de phénomène naturel, très-intéressant et très-
couru par les buveurs. Il est situé dans la petite
commune de Vaisse, sur la rive gauche de l'Allier,

et presque en face de l'établissement thermal. On
le nomme indifféremment puits de *Vaisse*, source
du *Pré-Salé* ou source *Intermittente*. Cette dernière
désignation sert à définir la nature singulière de son
écoulement.

Le puits de *Vaisse* se distingue, en effet, par une
intermittence parfaitement régulière et très-curieuse.
Ses jaillissements s'annoncent par un grondement
souterrain, qui grandit en se rapprochant, et s'accompagne presque instantanément d'une violente éruption d'eau et de gaz, fortement imprégnés de l'odeur
hydro-sulfureuse. A ce moment la source présente,
en petit, le phénomène des volcans d'eau chaude.
Elle coule ainsi pendant six minutes; puis on entend
des sifflements aigus, produits par un nouveau dégagement de gaz, et qui annoncent la fin de l'éruption. L'instant d'après, la source ne donne plus ni
eau ni gaz, et tout rentre dans le silence pendant
cinquante minutes, au bout desquelles le phénomène
recommence dans les mêmes conditions. Un grand
plaisir des buveurs est d'engager les nouveaux venus
à se pencher sur l'ouverture, au moment marqué
pour le jaillissement : saisis presque aussitôt par les
violentes piqûres du gaz sulfuré, ceux-ci se rejettent
brusquement en arrière, n'en pouvant plus des yeux
et du nez.

Il n'y a rien de plus à noter sur la source de
Vaisse ; son rendement n'est pas connu ; sa tempéra-

ture, d'après M. Bouquet, est de 27°,8 centigrades, et l'eau qu'elle fournit est sans usage pour les malades.

*
* *

TABLEAU indiquant la température et le volume des diverses sources de Vichy dans l'ordre de leurs températures décroissantes (M. Bouquet).

	Température.	Débit par 24 heures.
Puits Carré.	44°,7 centigr.	200,000 lit.
Puits Chomel.	44 ,7 —	—
Grande Grille.	41 ,8 —	96,200 —
Hôpital.	30 ,8 —	52,400 —
Lucas.	29 ,2 —	86,400 —
Célestins.	14 ,2 —	0,500 —
Saint-Yorre.	12 ,3 —	. . . . —
Nouvelle des Célestins.	. . . —	. . . . —
Puits de Vaisse.	27 ,8 —	. . . . —
Puits Lardy.	23 ,8 —	7,000 —
Puits Brosson ou du Parc.	22 ,5 —	44,480 —
Puits de Mesdames	16 ,8 —	14,400 —
Puits d'Hauterive. { Source de la Galerie.	15 —	24,336 —
{ Grande Source. . . .	14, 6 —	29,660 —
Débit total en vingt-quatre heures.		555,376 lit.

IV

EFFICACITÉ DES EAUX DE VICHY.

Ceci n'est point une panacée.

L'article 15 du nouveau règlement sur les établissements thermaux de France est ainsi conçu : « Le » libre usage des eaux n'est subordonné à aucune » permission, ni à aucune ordonnance de médecin.» — Arrivé à ce point de notre étude, quand ce règlement a paru, nous avons dû nous arrêter et nous demander si nous n'avions pas été jusqu'ici le jouet d'une illusion, et si la question des sources de Vichy était véritablement une question de médecine. Heureusement, les considérants du Ministre, placés en avant des dispositions réglementaires, concèdent formellement que les eaux minérales sont un médicament. Il nous est donc permis de les étudier, et mieux que cela, nous le devons, en vertu de l'article 11 de l'ordonnance de 1846, qui veut que nul médicament ne soit délivré sans une prescription

médicale. Mais dans la circonstance, on a eu égard
à la position de quelques touristes qui, n'étant
point malades, trouvent exorbitant d'être soumis à
la permission d'un médecin, pour pouvoir faire
usage des eaux. C'est ce qui a déterminé la rédac-
tion de l'article 15. Heureux touristes! pour chacun d'eux on a exposé vingt malades; malheureux
malades!...

On a dit qu'un ancien membre du conseil d'État,
très-écouté et très-digne de l'être, était le promo-
teur de cette disposition et avait employé tout son
talent à la faire admettre. Du même coup, on peut
ajouter qu'il a transporté la médecine thermale aux
États-Unis, le pays par excellence de la liberté pro-
fessionnelle, sinon de la logique; mais un pays où
la santé et la vie individuelles comptent pour bien
peu de chose. Il est heureux néanmoins que la loi,
qui règle la distribution des médicaments, ne soit
atteinte que sur un point, et qu'un pharmacien ne
soit pas tenu désormais, comme les concession-
naires des eaux de Vichy, de délivrer une liqueur
arsenicale au premier venu qui se dirait touriste
ou amateur. Il y a, dans un litre d'eau de Vichy, une
quantité d'arséniate de soude au moins égale à
celle que contient une dose ordinaire de la liqueur
de Pearson.

Mais l'article 15 n'est pas seulement un manque
de logique et une infraction à l'ordonnance de 1846,

il aura des conséquences plus fâcheuses, en ce sens
qu'il donne raison à l'opinion d'un grand nombre
de malades, qui ont le tort de considérer les eaux
comme un médicament inoffensif, et qui sont toujours portés à en abuser. — Puisque les eaux sont
bonnes, disent-ils, on n'en saurait trop prendre, et
la chose la plus difficile à leur faire admettre, c'est
que la médication thermale, au moins celle de Vichy, est une médication puissante et énergique, capable de faire autant de mal qu'elle peut faire de
bien. Il y avait déjà à Vichy une anomalie que
nous ne cessions de déplorer, eu égard aux accidents nombreux qui en étaient la suite, c'était de
voir la buvette libre et toujours prête à l'intempérance des buveurs. Et nous appelions de nos vœux
le moment où une restriction serait apportée à la
consommation de chacun. Que sera-ce maintenant
qu'à la liberté de boire sans limites, on joindra la
liberté de se baigner sans permission? Chacun sait
que le reproche constant que les baigneurs adressent à l'administration, c'est de ne pas mettre dans
les bains une quantité d'eau minérale suffisante.
Désormais, tous demanderont des bains composés
d'eau minérale pure, et certainement cela va créer
une situation pleine de périls. Voilà, croyons-nous,
le point de vue réel où il faut qu'on se place, pour
bien apprécier la dangereuse portée de l'article 15.

A moins de méconnaître absolument l'esprit qui

règne dans les stations thermales, il faut compter
qu'à l'avenir, un grand nombre de malades croi-
ront pouvoir se diriger eux-mêmes, et Vichy va devenir une école d'entraînement et de mécomptes.
Cela semble si facile au premier abord de se baigner et de boire! Malheureusement les bains, chez
les goutteux, amènent fréquemment des accès de
goutte; chez les malades atteints d'engorgements
du foie et de la rate, ils rappellent ou déterminent
souvent des épanchements ascitiques et de violents
accès de fièvre; suivant la constitution et le tempérament des individus ou la nature des maladies, ils
procurent de l'agitation, des insomnies, des trem-
blements dans les membres, des essoufflements et
des oppressions, des congestions cérébrales et des
attaques d'apoplexie. Et sans tenir compte d'aussi
graves accidents, on veut apprendre aux malades
à se déclarer seuls juges de l'opportunité de leur
emploi!... C'est au moins de l'imprudence.

Il en est de même pour l'eau de Vichy, prise en
boisson, qui, toutes les fois que la période d'irritation n'est pas complétement éteinte, réveille avec
une facilité extraordinaire les accidents aigus des
maladies, et dont la tolérance, très-souvent difficile
à s'établir, provoque, suivant les cas, des diarrhées
violentes, des coliques, des ballonnements de ventre, des douleurs de tête avec fièvre et prostration
des forces. Nous ne parlons pas du choix de la

source, laissé maintenant aux malades et sur laquelle
le médecin le plus expérimenté ne peut se prononcer qu'après beaucoup de tâtonnements ; ni des cas,
heureusement plus rares, où l'emploi des eaux est
suivi d'accidents immédiatement funestes. Le temps
et l'expérience, du reste, se prononceront sur la
valeur de nos observations et nous sommes certain
qu'on n'aura rien gagné à livrer sans réserve au
public, pour l'agrément de quelques touristes,
l'usage d'un médicament dont l'énergie doit, à plus
d'un titre, être considérée comme dangereuse : on
n'aura rien gagné, sauf peut-être de déconsidérer la
médecine des eaux, de porter coup à la réputation
des thermes et de compromettre, d'une façon irréparable, la santé de beaucoup de malades. Au moins,
que ces derniers soient persuadés que les eaux sont
nuisibles, surtout à ceux qui en abusent, et que le
meilleur moyen de prévenir les accidents qu'elles
amènent et de les rendre efficaces, c'est d'en user
avec prudence et modération.

*
* *

Nous reprenons la suite de notre étude, au point
où nous l'avons interrompue.

La question de l'efficacité des eaux se présente
entourée d'affirmations et de réserves, qui la rendent très-difficile. Sans doute, de tous les remèdes

connus, il n'en est pas qui produisent des effets
aussi inattendus, qui agissent d'une façon plus sou-
veraine et plus merveilleuse que les eaux minérales naturelles, et ce n'est pas sans raison que
Bordeu a pu dire, qu'une maladie chronique qui
résiste à leur action est incurable. Cependant, il ne
faut pas se faire illusion sur leur puissance réelle,
au point de les considérer comme une panacée in-
faillible. Il y a déjà plus de vingt ans, que M. Pa-
tissier, dans un livre qui, encore aujourd'hui, peut
servir de modèle, a émis pour le médecin des eaux
le précepte sensé de savoir poser des limites à l'efficacité du traitement thermal. L'éminent académi-
cien a appliqué à la médication hydro-minérale la
loi philosophique de toute médecine pratique. « Les
eaux, dit-il, guérissent quelquefois, elles soulagent
souvent, elles consolent toujours, » et il ajoute
qu'elles n'opèrent pas de miracles. Paroles de raison et de vérité, qui malheureusement n'ont pas
toujours été entendues et qui méritent d'être repro-
duites.

Quel que soit, en effet, le traitement qu'on em-
ploie, dans toute maladie la médecine reste la
même ; une lutte contre l'individualité, dans laquelle un médicament, qui a parfaitement réussi
dans un cas, échoue complétement dans un autre ;
et si héroïque que puisse être la médication thermale, il faut savoir se garder pour elle de cet en-

thousiasme exagéré, qui, communiqué par le médecin au malade, apporte à celui-ci des espérances
toujours à craindre quand elles ne se réalisent pas. Les
malades sont déjà bien assez naturellement enclins
à demander un miracle à leur compte personnel,
pour qu'il soit au moins prudent de ne pas les en-
courager dans cette voie; et comme, d'ordinaire, ils
se vengent de leur déception par un excès contraire et en niant l'efficacité des eaux, le mieux est
de les maintenir avec nous, dans une sage et con-
fiante réserve.

Nous avons, en parlant de la source *Chomel,*
essayé de limiter le cadre des maladies que l'on
peut traiter aux eaux de Vichy; il nous reste à dire
rapidement ce que l'observation clinique nous a
appris touchant leur curabilité.

GOUTTE.

Le fait de l'efficacité des eaux de Vichy, contre
la goutte, a soulevé jadis des tempêtes. Il produisit entre M. Petit et Prunelle une discussion
longue, ardente et également excessive : question
de vie d'un côté et question de mort de l'autre. Et
ce qu'il y eut de plus singulier dans cette lutte, c'est
que M. Petit, qui promettait aux goutteux une guérison certaine, les dirigeait de façon à les rendre
tous plus malades; et que Prunelle, en leur prédisant

consciencieusement une catastrophe, arrivait, sans
le croire, à les soulager. Ainsi nous trompe souvent l'esprit de système....

Notre observation, d'accord avec celle de beaucoup de nos confrères, nous a appris que la goutte
est, de toutes les maladies, celle qui exige d'être
traitée à Vichy, avec le plus de prudence. Le baron
Lucas redoutait pour ses malades le plus léger excès
de l'eau des *Célestins*. Goutteux lui-même, il s'abs-
tint toujours de se mettre au régime de cette source.
Prunelle suivit une pratique semblable et ne donnait
l'eau qu'à très-petites doses, dans certains cas de
goutte ab-articulaire, qu'il appelle goutte interne,
affectant particulièrement les voies digestives : ainsi
les dyspepsies, les gastralgies, les attaques d'enté-
ralgie et de coliques goutteuses. « Nul moyen,
» dit-il, ne prévient aussi efficacement que les eaux
» de Vichy les jetées goutteuses sur les entrailles,
» jetées si fréquentes chez les personnes habituées
» à un régime trop succulent. » Mais dans la goutte
articulaire il niait leur efficacité et les croyait,
non sans exagération, toujours plus dangereuses
qu'utiles. Au contraire, M. Petit administrait les
eaux de Vichy contre la goutte articulaire, sans
distinction entre l'état aigu et l'état chronique, et
avec une abondance, dont la moyenne peut être
comprise entre 5 et 10 litres par jour. L'ancien
Inspecteur des eaux puisait son assurance et les rai-

sons de sa large pratique, dans des idées théoriques que nous n'avons pas à examiner ici. Disons seulement, qu'ayant cru trouver la cause prochaine de la goutte dans la présence de l'acide urique dans le sang, et par suite, dans les liquides de l'organisme, il donnait les eaux alcalines de Vichy comme un spécifique assuré, pour neutraliser la cause et guérir la maladie. Malheureusement, on n'a jamais rencontré dans le sang cet acide urique, et les résultats généraux du traitement de M. Petit ne sont certainement pas de nature à faire croire qu'il y soit.

Les eaux de Vichy ne guérissent pas la goutte; non plus d'ailleurs aucune des eaux minérales connues, ni aucun des spécifiques vantés. Elles ont cependant sur elle une action très-salutaire, à la condition de les administrer avec réserve et discernement. La première distinction à faire avant de les employer, est entre la goutte aiguë, nous voulons dire active, et la goutte chronique. Utiles dans cette dernière forme de la maladie, elles sont contre-indiquées et dangereuses dans la première.

Quelle que soit l'idée qu'on se forme de la diathèse goutteuse, on s'accorde généralement à admettre que les accès de goutte doivent être toujours respectés, les considérant comme un effort critique d'élimination des produits morbides. C'est pour cela qu'on a banni de tout traitement les médicaments trop actifs et capables de contrarier cette tendance naturelle, et que tous les remèdes qu'on préconise contre les attaques finissent toujours par être nuisibles aux goutteux qui en font usage. Les eaux de Vichy, en raison de leur propriété très-stimulante, n'agissent pas autrement en de semblables circonstances. Parfois, il est vrai, elles ont paru soulager rapidement les malades, calmer leurs douleurs, et diminuer la longueur et l'intensité de l'accès; mais il y a toujours à craindre que leur emploi ne s'accompagne de métastases dangereuses. Il n'est pas un de nos confrères à Vichy qui ne puisse citer de nombreux faits de ce genre, et quand on donne les eaux à haute dose, on peut s'attendre presque sûrement, dans un temps plus ou moins prochain, à un de ces retours funestes.

Nous insistons sur ce danger, parce qu'il n'est pas également compris par tous les médecins et par tous les malades. Il y a encore à Vichy un grand nombre de goutteux, qui sont traités ou qui se traitent d'après la méthode de M. Petit, boivent largement et sans peur de réveiller un accès, ne craignent pas l'eau quand l'accès se déclare et arguënt, pour la plupart, qu'ils se trouvent bien de ce régime et que leur santé s'améliore. Le malheur est qu'un bon nombre des malades présentés par M. Petit, comme ayant obtenu du traitement thermal, ainsi administré, une rémission de deux, quatre et cinq ans dans les attaques, soient morts ensuite inopinément, d'une rétrocession goutteuse.

Le moment opportun, pour employer les eaux de Vichy, est dans l'intervalle des accès et à l'époque la plus éloignée possible du dernier. Si cette époque est trop rapprochée, on doit craindre de réveiller une nouvelle attaque et user de beaucoup de prudence, parce qu'il y a presque autant d'inconvénients à provoquer la nature qu'à la contrarier dans ses mouvements critiques. Les eaux de Vichy prises en abondance, les bains chez un grand nombre de goutteux amènent fréquemment ce résultat. Dans ces cas, il faut suspendre ou diminuer la médication, suivant la violence de l'attaque et toujours autant que la fièvre et l'inflammation des articulations ne sont pas calmées. En observant ces précautions, on obtient contre la diathèse goutteuse une action préventive et palliative très-salutaire. Ainsi la santé générale s'améliore, une grande atténuation se manifeste dans les symptômes gastriques et intestinaux, et les accès deviennent à la fois plus rares, moins longs et moins douloureux.

Contre les accidents et les lésions que laisse après elle la goutte articulaire chronique, on peut noter les effets suivants :

L'œdème des extrémités, indolent ou douloureux, et les douleurs ou la sensibilité, sans œdème, s'améliorent ou disparaissent.

La contracture des articulations et leurs dévia-
tions, surtout si elles sont récentes, cèdent le plus
souvent; les parties malades reprennent leur position et leur souplesse, et même on a pu voir des
goutteux, qui en arrivant à Vichy étaient perclus,
jeter joyeusement leurs béquilles, avant la fin de
leur saison thermale.

Les nodosités, quand elles sont petites et peu
anciennes, peuvent se résorber; d'autres fois, elles
s'ouvrent et se fondent par suppuration; mais quand
elles sont anciennes, elles résistent le plus ordinairement; et de même, quand les articulations sont
ankylosées, quand elles se sont lentement et profondément déformées et altérées, le traitement
n'agit sur elles que pour empêcher leur état de s'aggraver.

En somme, les eaux de Vichy sont favorables
contre la goutte plus qu'aucune autre médication;
mais il faut éloigner, dans leur emploi, toute idée
de spécificité, qui implique une idée impossible de
guérison. C'est en modifiant les conditions générales
de l'organisme qu'elles agissent sur le principe dia-
thésique, et il est permis de croire qu'elles doivent
leur efficacité, supérieure à celle des autres eaux
minérales, à leur action spéciale sur les voies digestives et à la régularité qu'elles apportent dans les
fonctions d'assimilation.

GRAVELLE.

La gravelle existe en dehors de la goutte, et c'est à ce point de vue que nous devons la considérer. Quand la gravelle est liée à la goutte, dont elle est si souvent une manifestation importante, l'influence des eaux de Vichy sur elle est incontestable. On la voit s'améliorer, comme la plupart des symptômes goutteux qui ont leur siége dans d'autres parties du corps, souvent même elle disparaît pour un temps très-long, mais il faut s'attendre à la voir revenir, suivant les manifestations de la diathèse qui la produit. Il n'en est pas de même de la gravelle essentielle, soit qu'elle tienne à une affection de l'appareil urinaire, soit qu'elle dépende d'une disposition générale de l'organisme : les eaux de Vichy ont sur elle une action plus étendue et peuvent la guérir.

Il faut distinguer dans la maladie ses états, ou pour mieux dire ses degrés divers. Le fait d'un malade, dont les urines sont plus ou moins chargées de dépôts ou sédiments qui adhèrent au fond du vase, ne constitue pas la gravelle. Cet état est le plus souvent produit par une affection indépendante des reins, une maladie du foie, de la rate, des intestins, ou même une disposition particulière de la digestion. Pour qu'il y ait gravelle constatée, il faut

que les urines contiennent du sable, c'est-à-dire de
très-petites concrétions rouges, jaunes ou grisâtres,
criant sous le doigt et parfaitement distinctes. Plus
tard ces concrétions grossissent et forment des graviers, puis les graviers deviennent calculs et cela
constitue les trois degrés de la maladie, dont le
symptôme prédominant est cette douleur lombaire
atroce et souvent irrésistible, revenant par accès et
s'irradiant sur tout l'abdomen, qui a reçu le nom
de *colique néphrétique.*

La gravelle, dans ses deux premières formes, se
présente souvent sous une apparence tellement bé-
nigne, qu'on peut en quelque sorte la considérer
comme une simple incommodité. Il n'est pas rare
de voir des personnes rendre des quantités notables
de sable et de graviers, dont quelques-uns même
sont assez gros pour figurer des calculs, sans
éprouver de gêne ni de douleurs en urinant; quelquefois seulement un sentiment de pesanteur ou
quelques élancements passagers dans les lombes.
Dans ces cas, les eaux de Vichy agissent presque ra-
dicalement, et il peut suffire d'un seul traitement
un peu prolongé, pour débarrasser le malade de son
affection. Mais le plus souvent, la gravelle s'accompagne de douleurs plus ou moins vives des reins et
de la vessie, qui sont continuelles ou se reprodui-
sent à chaque émission d'urine, et quand des calculs existent, ils produisent presque toujours des

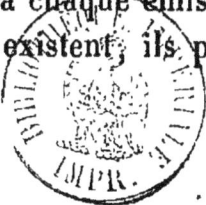

5

coliques néphrétiques. Ici d'ailleurs les eaux de
Vichy ne sont ni moins actives ni moins efficaces.

Leur action stimulante se porte d'abord sur les
reins, dont elles excitent la sécrétion, favorisant
par cela même l'écoulement des produits morbides.
Dès les premiers jours de leur emploi, les malades
voient assez fréquemment leurs urines charrier avec
plus d'abondance des sables et surtout des graviers;
d'autres rendent des calculs plus ou moins formés
et souvent assez gros pour ne pouvoir passer sans
provoquer de vives douleurs. Nous pouvons citer
le fait assez remarquable d'un de nos malades
dont les urines n'avaient jamais présenté que du
sable mêlé à des mucosités boueuses, et qui, dans
la quatrième journée du traitement, rendit à deux
reprises une grêle de graviers et de petits calculs.
C'est un véritable effet de détersion, qui semble se
produire à la suite d'une vitalité organique plus
grande et dont le résultat est de rendre aux urines
leur parfaite limpidité.

A cette première action des eaux, il s'en joint
presque en même temps une autre essentiellement
calmante; les douleurs de reins s'apaisent; la région
lombaire, ordinairement appesantie, se dégage, et
presque toujours les coliques néphrétiques se trouvent sûrement enrayées. Seulement, dans ces cas
plus graves de la maladie, il va sans dire que les
eaux demandent à être employées plus longtemps

pour faire sentir toute leur efficacité, et que ce n'est
pas après un ni même quelquefois deux traitements que le malade peut se flatter d'être bien
guéri. Tant de causes s'opposent d'ailleurs à ce
prompt rétablissement! l'ancienneté de la maladie,
l'idiosyncrasie acquise ou héréditaire qui lui a
donné naissance, et par-dessus tout, le malade lui-
même, qui doit très-souvent le développement de
son affection à des habitudes vicieuses, mais douces
et chères, dont il ne veut pas se priver. Alors, sous
l'influence du traitement, la gravelle s'amende;
mais elle persiste, et au bout d'un certain temps
elle reparaît avec ses symptômes.

Il y a beaucoup de malades de ce genre à Vichy,
qui y reviennent toutes les années, sans obtenir
d'autre résultat qu'un soulagement momentané, et
qui ne se font pas faute d'accuser la curabilité des
eaux, sans penser à se retourner un peu contre soi-
même. Il est cependant facile de comprendre que ce
n'est pas trop du traitement thermal et d'une hygiène sévère et patiente, pour triompher d'une maladie invétérée, et à laquelle, par un mauvais genre
de vie, on a en quelque sorte donné droit de nature.
Il faut renoncer à la bonne chère, aux bons vins,
aux excitants de toutes sortes, pour en revenir à la
vie sobre et sagement active, en dehors de laquelle
il n'y a pas de guérison possible.

D'autres fois, la gravelle reconnaît pour cause

première, soit une affection de la vessie ou du col, soit encore un rétrécissement de l'urètre, qui donne lieu à une inflammation ascendante jusqu'aux reins. C'est surtout dans ces cas qu'elle se complique de symptômes de dysurie et d'hématurie, qui d'ordinaire résistent plus longtemps à l'action du traitement, et il devient évident qu'on ne peut espérer la guérir qu'autant que les affections qui la produisent auront disparu. Mais ces diverses exceptions, tirées de l'étiologie de la maladie, ne peuvent infirmer la vertu curative des eaux de Vichy, et elles restent comme le médicament le plus sûr et le plus efficace qu'on puisse lui opposer.

Nous ne faisons aucune différence entre la gravelle d'acide urique, qui est de beaucoup la plus fréquente, et les gravelles d'une autre nature, urate ou oxalate de chaux, phosphate ammoniaco-magnésien, etc. Nous avons traité avec un succès réel et parfaitement constaté des gravelles blanches; ce qui nous fait penser que l'action chimique des eaux, dont nous ne voulons pas nier l'importance dans la gravelle rouge, n'est cependant pas essentielle, et se trouve subordonnée aux modifications de vitalité que les eaux apportent dans les fonctions des reins.

Il arrive quelquefois que les malades, après avoir perdu leurs douleurs lombaires et recouvré la limpidité des urines, sentent tout à coup ces douleurs reparaître pendant le cours du traitement. Ce retour symptomatique est ordinairement passager et se termine par l'expulsion d'un gravier ou d'un calcul. A ce propos, nous renvoyons à ce que nous avons dit en parlant de la source des *Célestins*, sur la prudence qu'il fallait apporter dans l'administration des eaux. La présence d'un calcul dans les reins n'est pas toujours nécessaire pour réveiller les coliques néphrétiques, et ce réveil a lieu souvent par suite de l'abus ou de la mauvaise direction du traitement. Cependant la gravelle est, de toutes les maladies, celle qui permet le mieux d'employer les eaux à doses un peu plus élevées et pendant un temps assez long. Une saison de trente jours n'est jamais préjudiciable et est souvent nécessaire, et nous avons maintes fois prescrit avec avantage, vers le milieu du traitement, cinq verres d'eau par jour, quantité qui dépasse celle de notre pratique ordinaire. De même il est très-utile, pour mieux assurer les effets du traitement, que les malades continuent à faire chez eux, de temps en temps, usage des eaux de Vichy transportées.

CATARRHE VÉSICAL.

Nous n'avons parlé jusqu'à présent de l'action des eaux de Vichy, sur les calculs des reins, que pour reconnaître qu'elles favorisaient très-activement leur expulsion. Lorsque les calculs sont des-

cendus dans la vessie, et que, soit parce que leur
diamètre est plus grand que celui de l'urètre, soit
pour toute autre cause, ils ne sont pas rendus au
dehors, ils constituent alors une maladie nouvelle,
et, comme les calculs de la vessie, ils engendrent
la *pierre,* dont l'extraction rentre absolument dans
le domaine chirurgical. On a cependant longtemps
vanté l'action chimique des eaux de Vichy, dissolvante des calculs et de la pierre, et tout le monde
se souvient du grand retentissement que produisit
cette assertion, et des magnifiques espérances qu'on
n'hésitait pas à donner aux calculeux! La nature
alcaline des eaux, secondée par des observations
précipitées, leur avait fait attribuer cette vertu.
Malheureusement, l'expérience n'a pas confirmé les
faits hasardés par la théorie, et il en est aujour-
d'hui de l'action dissolvante des eaux de Vichy
comme de celle de tant de remèdes, un moment
vantés dans le même but et ensuite abandonnés
comme impuissants. Lorsqu'un calcul, trop volumineux pour être délogé, existe dans les reins ou
dans l'uretère, les urines, alcalisées par les eaux de
Vichy, ne peuvent le fondre ni le désagréger, et ne
l'empêchent pas de donner lieu à ces accidents re-
doutables, contre lesquels l'art est presque toujours
impuissant, et lorsqu'une pierre s'est formée dans
la vessie, la lithotritie reste comme le seul moyen
d'en débarrasser le malade.

Ce n'est pas à dire, pourtant, qu'il faille dans ces cas renoncer à l'emploi des eaux. Loin de là, elles sont utiles aux calculeux et aux pierreux, dont elles calment les souffrances, quand on les administre avec cette modération attentive qu'exige une maladie toujours grave et toujours prête à s'exaspérer. Elles sont surtout indiquées et elles peuvent rendre de grands services après la lithotritie, soit pour aider à l'expulsion des fragments et prévenir la formation de nouveaux calculs, soit pour triompher du catarrhe vésical qui est la suite ordinaire de la maladie.

Le catarrhe de la vessie est souvent idiopathique ou succède à une cystite aiguë; il reconnaît aussi pour cause, en outre de la gravelle et de la pierre, une irritation chronique du col, un engorgement de la prostate, un rétrécissement de l'urètre ou une disposition vicieuse générale de l'organisme; mais dans ces états divers, il est toujours très-heureusement influencé ou guéri par les eaux de Vichy. Les urines fétides, boueuses, purulentes et sanguinolentes, changent progressivement de nature pendant la cure, et pour peu que celle-ci se prolonge, il n'est pas rare de les voir revenir à leur état normal. Les symptômes de dysurie sont ceux qui persistent le plus longtemps. Quelquefois les urines ont repris leur limpidité et les malades restent tourmentés par de fréquents besoins d'uriner, avec gêne et douleur à l'émission. Ces cas se remarquent de préférence, lorsqu'à une grande susceptibilité du col, se joint une complication du côté de la prostate, ou un rétrécissement de l'urètre. Alors aussi la maladie est sujette à de fréquents retours, et après quelques jours de rémission, on peut voir les urines charrier à nouveau de la boue, du pus et des filaments de sang. Il est inutile de dire que le catarrhe vésical, entretenu par un rétrécissement du conduit urinaire, ne peut être guéri ni même sérieusement amélioré qu'après une dilatation préalable de ce conduit. Mais après cette dilatation, et lorsqu'aucun obstacle ne s'oppose plus au libre écoulement des urines, les eaux de Vichy agissent sur lui d'une manière très-efficace et presque toujours certaine. Il ne faut pas cependant que le malade oublie que les plus petits écarts de régime peuvent suffire pour s'opposer à son rétablissement, et que, dans cette affection plus que dans aucune autre, le traitement thermal doit être secondé par une hygiène stricte.

Le choix de la source et les doses d'administration des eaux sont aussi très-importants à considérer, surtout dans le début du traitement. Si on se laisse entraîner par les idées admises sur la source des *Célestins*, et qu'on administre les eaux en vue de leur action chimique alcaline, on peut être assuré de voir tous les symptômes s'exaspérer et la

maladie s'aggraver d'une manière fâcheuse. Un
malade indocile qui, dès le second jour de son arrivée à Vichy, avait bu, malgré nos prescriptions,
six verres d'eau des *Célestins*, fut pris le lende-
main de douleurs aiguës et d'une hématurie abondante, qui ne céda que difficilement à la suite de
bains de siége froids prolongés. Les petites doses
sont d'autant plus nécessaires que, même en gar-
dant toutes précautions, les malades sentent fréquemment s'accroître les symptômes de strangurie
et de douleurs en urinant. La *Grande-Grille* est
la source que nous employons de préférence au début du traitement, à cause de ses qualités moins
excitantes que celles des *Célestins*. Ce n'est que
plus tard, et quand les signes aigus n'ont plus de
chances de reparaître, que nous lui adjoignons cette
dernière, en variant les doses suivant la nature de
la maladie et la susceptibilité particulière du malade; mais sans dépasser, à la fin du traitement, le
maximum de cinq verres par jour. Cette pratique,
croyons-nous, est la meilleure pour ne donner lieu
à aucun accident et conduire la maladie à bonne
fin. Le catarrhe de la vessie, comme la gravelle,
exige que les malades fassent usage chez eux de
l'eau de Vichy transportée.

6.

MALADIES DES VOIES DIGESTIVES.

La guérison des affections des voies digestives par les eaux de Vichy est le fait le plus anciennement et le plus universellement admis par les médecins et par les malades. Aussi la majorité des personnes qui fréquentent les eaux est-elle atteinte d'une de ces maladies. Nous commencerons par la *dyspepsie*, cette névrose singulière de l'estomac, à laquelle on n'accorde en général qu'une attention médiocre, et qui est pourtant, tout à la fois, incommode et douloureuse, et si commune que, d'après M. le professeur Chomel, elle affecte au moins le cinquième de la population.

On rencontre fréquemment dans la vie une foule de personnes ayant presque toujours l'apparence d'une bonne santé, et qui se plaignent de maux d'estomac ou de mauvaises digestions. Les unes sont tourmentées, après les repas, par des bâillements, des éructations, des aigreurs, avec sensation de plénitude, et quelquefois aussi de chaleur à l'épigastre; d'autres accusent une douleur plus ou moins vive dans la même région, des lourdeurs de tête ou de la céphalalgie; ceux-ci enfin vomissent une partie des aliments qu'ils viennent de prendre, ou se sentent pris de malaise, de fatigue, de brisement dans les membres et d'accablement général :

tous symptômes qui, réunis ou isolés chez la même personne, constituent la dyspepsie, dont le caractère essentiel est de ne se manifester que par l'ingestion des aliments. Ces divers symptômes durent deux ou trois heures, après lesquelles le travail de la digestion étant terminé, les malades rentrent dans une situation normale. Il est facile de comprendre cependant qu'un pareil état ne puisse se prolonger indéfiniment, sans porter atteinte à la santé générale. Aussi voit-on souvent à la suite se développer une grande faiblesse de tout l'organisme, et les malades, frappés d'atonie, perdre toute énergie et dépérir.

La dyspepsie peut être guérie par les moyens dont dispose la médecine ordinaire; mais elle ne l'est jamais plus sûrement et plus vite que par l'emploi des eaux de Vichy. Telles soient les causes qui lui ont donné naissance, et ces causes sont très-diverses, on peut toujours attendre du traitement thermal bien dirigé une amélioration manifeste, et dans les cas les plus nombreux, où la maladie est essentielle ou symptomatique d'une des affections qui subissent elles-mêmes l'influence salutaire des eaux, le malade a presque le droit d'espérer la guérison. Pourvu cependant qu'il la veuille.... Ce consentement est plus nécessaire et plus difficile qu'il ne paraît, parce que la maladie dépend bien souvent d'une vie inactive et irrégulière, ou d'habitudes indolentes. et trop sédentaires, qu'il est indispensable de réformer, si on ne veut pas, au bout d'un certain temps, perdre le bénéfice du traitement.

Le symptôme le plus général de la dyspepsie est le manque d'appétit. Presque tous les malades se mettent à table, par raison, disent-ils, et beaucoup même redoutent le moment de manger. L'état d'atonie des voies digestives est aussi un caractère très-commun chez les dyspeptiques. Tous digèrent lentement. Mais cet état est celui contre lequel les eaux agissent avec le plus d'efficacité. Dès les premiers jours leur action se fait sentir, vive et stimulante, sur la muqueuse stomacale. L'appétit renaît, souvent par degrés, d'autres fois subitement ; les digestions s'accélèrent, et en même temps les troubles qui les accompagnaient cessant de se produire, le malade est tout étonné et ravi de sentir qu'il mange et qu'il digère comme tout le monde. La seule chose à craindre est de développer par la médication une excitation trop vive. Dans ce cas, on voit bientôt disparaître les premiers effets du traitement, et non-seulement la cure peut être compromise, mais la maladie risque de s'aggraver. Au contraire, en surveillant attentivement les effets produits, l'amélioration se soutient et augmente ; la diarrhée, qui accompagne souvent la maladie, cesse ; la santé générale se raffermit et la cure se termine avec toutes les indications d'une guérison assurée.

_ Il ne faut pas se dissimuler pourtant que le traitement de la dyspepsie ne se présente pas toujours dans des conditions aussi avantageuses. Une foule de circonstances relatives à l'ancienneté et au caractère particulier de la maladie, à l'état de santé générale et à l'idiosyncrasie locale du malade, entravent souvent ses heureux résultats et le rendent plus long et très-difficile à diriger. Non-seulement les eaux ne sont pas toujours efficaces, mais il est des circonstances où elles pourraient même être nuisibles. C'est au médecin des eaux à se rendre un compte exact de ces difficultés ; à lui d'étudier soigneusement le malade, la maladie et les complications, en ayant pour principe de ne donner, dans tous les cas, les eaux qu'à des doses infiniment modérées, par quart de verre et demi-verre au plus.

Nous devons consigner ici une remarque qui nous a été donnée par notre ami le docteur Cahen, jadis médecin distingué à Vichy, et qui consiste à faire prendre au malade, dans le traitement de la dyspepsie, un léger quart de verre d'eau immédiatement avant les repas. Nous avons expérimenté par nous-même ce fait, et nous en avons retiré de tels avantages, que nous n'hésitons pas à le recommander comme une excellente pratique.

Les eaux de Vichy ne nous paraissent pas avoir contre la *gastralgie* une action aussi salutaire. Nous

entendons par gastralgie, la névralgie, toujours
douloureuse, de l'estomac, ayant précisément pour
caractère essentiel ce symptôme douleur, qui
existe quelquefois à l'état permanent, et d'autres
fois ne se montre que par attaques vives, exacer-
bantes, souvent atroces et comparables par leur intensité à des accès de colique hépatique, lesquelles
apparaissent tantôt plusieurs fois dans une même
journée, tantôt à des intervalles de plusieurs mois,
et dont la durée très-variable peut se prolonger sans
rémission pendant plus de douze heures. On sait
combien une pareille affection est difficile à réduire
et quelle résistance elle oppose aux divers moyens
thérapeutiques, et c'est là une première raison pour
comprendre que les eaux de Vichy n'aient sur elle
qu'une influence limitée. D'autre part, l'élément
purement nerveux de la maladie semble constituer
tout d'abord une contre-indication à l'emploi des
eaux, qui d'ordinaire réussissent peu dans les affections de cette nature. De toutes les maladies que
nous avons eues à traiter à l'hôpital militaire de
Vichy, la gastralgie est celle qui nous a donné les
résultats les moins satisfaisants. Sur quinze malades, deux à peine ont retiré du traitement une amélioration manifeste, cinq ont été soulagés, les autres n'ont éprouvé aucun effet favorable, et chez
quatre d'entre eux, nous avons été obligés de renoncer à l'emploi des eaux.

Cependant, lorsque la maladie est survenue à la suite d'une affection gastro-intestinale, lorsqu'elle est liée à la dyspepsie, à une altération de la bile ou à la chlorose, on peut s'attendre à une action plus salutaire ; seulement elle est toujours lente à se manifester. Nos observations nous ont permis de reconnaître la vérité du fait signalé par M. Durand-Fardel, que les eaux produisent des résultats plus avantageux contre la gastralgie qui se présente sous forme d'attaques, que celle dans laquelle la douleur est continue. On peut croire qu'il existe dans ce dernier cas un état permanent d'acuité, qui ne peut s'accorder avec l'activité des eaux ; et de fait, les malades voient assez fréquemment leurs douleurs s'accroître. Il nous a semblé aussi qu'il était nécessaire à l'action favorable du traitement que la maladie eût déjà un certain degré d'ancienneté. Les malades nous ont paru, dans ces conditions, supporter plus facilement les eaux et être moins exposés à l'exacerbation des symptômes. Il arrive encore que des affections intestinales se développent à la suite de la névralgie stomacale : les eaux alors se montrent très-utiles et aident puissamment au rétablissement des fonctions troublées.

La gastralgie se complique souvent de vomissements plus ou moins fréquents, et qui quelquefois se présentent sous la forme de véritables accès. En général, le traitement thermal agit favorablement

contre ce symptôme, et réussit d'autant mieux à
l'améliorer et à le faire disparaître, que les vomissements coïncident avec moins de douleur épigas-
trique. Mais si la douleur est vive et continue, les
vomissements persistent, et souvent même les eaux
contribuent à les ramener. En résumé, les eaux de
Vichy, utiles dans de nombreux cas de gastralgie,
sont sans action, et quelquefois contraires dans
d'autres, et on ne peut se prononcer sur leur efficacité qu'avec une grande réserve.

Mais il n'en est plus de même dans les affections
inflammatoires chroniques du tube digestif. Dans
l'entérite, la dyssenterie, les diarrhées anciennes et
contre les engorgements des viscères qui les accompagnent si fréquemment, elles reprennent cette
énergie d'action qui les a si justement recomman-
dées. La condition est de ne les employer qu'après
la cessation complète de la période d'acuité. Il ne
faut pas attendre non plus que la maladie ait produit des désordres organiques trop considérables.
Ceci étant observé, il est rare qu'elles n'amènent
pas des résultats tout avantageux et même inespérés. Il arrive souvent que leur efficacité ne se manifeste tout entière que consécutivement au traitement; mais presque toujours elle est annoncée par
une amélioration présente, par le rétablissement
des digestions, le retour des forces et un état général meilleur. Les symptômes diarrhéiques sont ceux

qui nous ont paru le plus fréquemment disparaître ou au moins diminuer, pendant le séjour aux eaux. Lorsque surtout la diarrhée est plutôt liée à certains états de tempérament ou d'atonie constitutionnelle, qu'elle ne dépend d'une lésion intestinale, il suffit souvent de huit à dix jours de traitement pour la faire cesser. Et combien ensuite de ces pauvres malades, que nous avons vus se traîner autour de la source de l'*Hôpital*, pâles, épuisés, et dans un état de chloro-anémie profonde, se sentent peu à peu renaître, et quittent Vichy avec l'espoir, depuis longtemps perdu, d'une guérison prochaine !

Il est à remarquer que les eaux agissent surtout d'une façon merveilleuse, contre les dyssenteries et les affections intestinales chroniques des pays chauds. A l'hôpital militaire, où les maladies d'Afrique se trouvent réunies en grand nombre, nous avons pu constater leur énergique efficacité et obtenir de leur emploi de magnifiques résultats. Nous pouvons même dire qu'il y a pas de degré trop avancé de la maladie, qui puisse empêcher le malade de venir tenter la cure ; il aura toujours pour lui l'espoir, sinon de guérir, au moins d'être soulagé.

Règle générale : Dans toutes les maladies des voies digestives, les eaux, pour être efficaces, doivent être employées à doses très-faibles et souvent coupées.

MALADIÉS DU FOIE ET DE LA RATE.

Nous comprenons sous cette dénomination : l'hépatite chronique, la jaunisse, les coliques hépatiques, les engorgements du foie et de la rate, et la
cachexie paludéenne. On voit souvent venir à Vichy
des affections plus graves du premier de ces organes, des malades atteints de cirrhose ou de dégéné-
rescence tuberculeuse ou cancéreuse, et c'est un
tort. Les eaux de Vichy, impuissantes pour guérir
ou pour améliorer ces maladies, leur sont nuisibles,
et ne peuvent que contribuer à précipiter leur dé-
noûment funeste.

Notre réserve sur ce point est d'autant plus
formelle que, s'il était possible d'établir, d'une
façon plus précise, le diagnostic différentiel des
engorgements du foie et de son hypertrophie,
on verrait que, même contre cette dernière affection, les eaux sont moins efficaces qu'on ne pense.
Toujours est-il que l'induration chronique prononcée de l'organe hépatique, qui est un des signes
les plus distinctifs de son hypertrophie, résiste le
plus ordinairement à leur emploi. Les hypertrophies
organiques, du reste, semblent constituer moins
une maladie que l'exagération d'un tempérament
individuel ou d'une idiosyncrasie physiologique, et
certainement pour les réformer, il est besoin de mo-

dificateurs généraux autrement puissants et soute-
nus, que l'usage d'une eau minérale quelconque
pendant quelques semaines. Nous devons comprendre cependant l'influence salutaire des eaux de
Vichy, chez quelques malades atteints d'hypertrophie du foie, contractée dans les pays chauds, parce
qu'ici se joint à leur action l'action, plus énergique
du changement de climat, et encore faut-il que ce
changement se prolonge et ne soit pas momentané.

Mais où les eaux de Vichy sont véritablement
souveraines, où elles constituent la ressource la plus
précieuse dont dispose la thérapeutique, c'est contre les engorgements du foie et de la rate, survenus
accidentellement ou liés à la cachexie paludéenne.
Nous avons déjà parlé, à l'occasion de la source de
la *Grande-Grille*, de cette vertu héroïque et des
cures surprenantes qu'elle opère, et que M. Petit
avait presque raison d'appeler miraculeuses. C'est
merveille de voir souvent avec quelle facilité des
foies gonflés, volumineux, dépassant l'ombilic et
envahissant une grande partie de la cavité abdomi-
nale, se fondent en quelque sorte, après deux ou
trois semaines de traitement, sous les yeux du médecin qui les observe. Non qu'ils rentrent entière-
ment dans leur volume normal; mais nous avons
souvent constaté 2 et 3 centimètres de diminution
dans leur circonférence, avant la fin de la saison
thermale. L'effet consécutif des eaux se manifeste

ensuite beaucoup plus sensible, après une période
de quelques mois.

En même temps les symptômes généraux s'amendent, les voies digestives reprennent leur intégrité,
la teinte ictérique de la peau s'efface, tout annonce
le réveil des forces et le retour de la santé. Cette
action prompte et énergique des eaux se remarque
surtout dans les engorgements du foie, par cause
marématique, ou résultats d'une affection intestinale. Dans les cas où l'affection est la suite d'une
hépatite, le traitement est plus lent à agir. L'organe reste ordinairement stationnaire pendant la
cure; trois ou quatre mois après, il peut présenter
un peu de diminution; mais le plus souvent, ce
n'est qu'à la suite de plusieurs traitements, qu'il a
repris ses dimensions normales. Le malade cependant ne laisse pas de ressentir de bonne heure la
bienfaisante influence des eaux. Ici, comme par-
tout, les symptômes généraux disparaissent et la
santé générale se raffermit.

Les engorgements de la rate, presque toujours
amenés par des fièvres intermittentes prolongées,
opposent habituellement une résistance plus grande
que ceux du foie. Sur douze malades atteints de
gonflements de rate plus ou moins anciens et volumineux, que nous avons traités à l'hôpital de Vichy,
aucun ne nous a présenté, à la fin du traitement,
une diminution appréciable de l'organe. Il faut gé-

néralement un temps assez long et plusieurs années
de retour aux eaux, pour qu'il reprenne son volume
ordinaire. Mais chez tous les malades dont nous
parlons, nous avons vu s'amender les conditions
générales de l'organisme et s'effacer les traces de la
cachexie paludéenne. Cette manière d'agir est en
quelque sorte tracée, sauf quelques cas d'engorgements légers, et il ne faut pas attendre des eaux des
effets différents ni plus prompts. C'est par les signes
généraux cachectiques que la guérison commence.
La peau s'anime et perd sa teinte pâle et terreuse;
à la prostration, à un état voisin du marasme succède, après un ou deux traitements, la réparation
complète de l'économie et les marques évidentes
d'une santé retrouvée; le gonflement de la rate disparaît ensuite plus lentement, mais sûrement. Ainsi
des rates énormes, indurées, bossuées, cèdent petit
à petit, s'aplanissent, diminuent d'épaisseur et de
consistance jusqu'à entière résolution.

Lorsque l'engorgement est ancien, les accès de
fièvre cessent ordinairement, longtemps avant sa
disparition totale; d'autres fois, mais plus rarement,
ils persistent jusqu'à ce que l'organe ait repris ses
limites; dans tous les cas, il est important de les
surveiller pendant le traitement, parce que les eaux
ont une grande tendance à ramener des rechutes.
Les bains surtout occasionnent ces retours fébriles,
et peut-être faut-il attribuer en partie ce résultat à

la nécessité où sont les baigneurs de les prendre tous les jours à la même heure. Nous croyons que s'il était possible de rompre cette périodicité, on aurait beaucoup moins de rechutes à signaler, et c'est un conseil que nous donnons toujours à nos malades. Ces accidents fébriles sont d'ailleurs assez courts ; la suspension momentanée du traitement suffit le plus souvent pour les faire disparaître, et la quinine, au besoin, les arrête toujours. Nous devons cependant citer un cas de fièvre de Madagascar, dont les accès, réveillés par l'usage des eaux, reparaissaient dès que le malade prenait un bain, et que nous n'avons pu faire cesser qu'en supprimant complétement ces derniers.

La cachexie paludéenne et les engorgements du foie et de la rate s'accompagnent fréquemment, dans une période avancée, d'infiltration des membres et d'épanchements ascitiques, qui ne sont pas une contre-indication au traitement thermal. Les bains seuls, dans ces cas, doivent être évités, ou du moins on ne doit les employer qu'avec prudence et quand l'anasarque est limitée. Ils peuvent en effet aggraver l'état symptomatique et devenir dangereux. Nous les avons même vus, chez un malade atteint d'engorgement de rate, qui déjà avait donné lieu à un épanchement abdominal et à l'œdème des membres, rappeler l'infiltration dans les parties primitivement envahies. Mais dans la majorité des cas, pourvu que

le malade ne soit pas arrivé à la dernière période
d'affaissement, ces accidents s'amendent sous l'influence des eaux prises en boisson. Toujours cependant, ils doivent être pris en sérieuse considération, et ils demandent d'être prudemment observés,
autant parce qu'ils sont par eux-mêmes une complication grave, que parce qu'ils indiquent une période
très-avancée de la maladie.

Quelques-uns de nos confrères, ayant surtout en
vue les avantages qu'il peut y avoir d'appuyer sur le
traitement thermal, dans quelques cas d'engorgements volumineux et profonds du foie et de la rate,
donnent aux malades le conseil de revenir faire une
seconde cure dans la même saison. C'est une pratique que nous n'oserions pas adopter et qui nous
paraît dangereuse. Il arrive presque toujours, dans
ces circonstances, que le malade, qui s'était bien
trouvé de son premier séjour aux eaux, retombe à
la seconde fois dans son état primitif, et voit souvent naître des accidents qui aggravent sa maladie.
Il semble, et d'ailleurs il est très-rationnel de penser, qu'on ne puisse interrompre qu'à son préjudice,
l'action consécutive des eaux, qui s'établit toujours
très-active dans ce genre d'affections.

Il faut considérer, en outre, que les engorgements
profonds des organes splénique et hépatique coïncident toujours avec la décroissance des forces, et
un état manifeste de détérioration et d'affaissement

de l'organisme; d'autre part, les eaux de Vichy sont
stimulantes, mais elles ne sont pas toniques, comme
on se plaît à le dire, et de quelque façon qu'on les
considère, il n'y a rien dans les éléments chimiques
qu'elles renferment qui puisse les faire accepter
comme telles. Or, par une stimulation réitérée et
trop vive, au lieu de réveiller les forces, on les abat
et on augmente, en fin de compte, la faiblesse générale; comme aussi, par une administration trop
prolongée des eaux, on introduit en abondance
dans l'économie des principes nullement répara-
teurs et qui peuvent devenir cause d'une détérioration nouvelle. Et encore que les accidents d'intoxi-
cation alcaline soient peu fréquents aux eaux, on
ne peut nier pourtant qu'ils ne se produisent assez
souvent à la suite d'un traitement immodéré. Nous
pourrions citer le cas qui nous a été donné par un
de nos honorables confrères, praticien sûr et éminent, d'un malade atteint d'engorgement du foie et
venu deux fois aux eaux dans la même année. La
première saison avait produit les effets les plus favorables; mais le malade en perdit tous les bénéfices
à la seconde. Il fut pris de désordres gastriques et
de graves accidents nerveux, que son médecin aux
eaux attribua d'abord à un ramollissement de l'en-
céphale, et il quitta Vichy dans un profond état
d'adynamie, qui ne laissait que très-peu d'espoir à
son rétablissement. Une hygiène bien combinée et

fortement réparatrice, et l'usage soutenu pendant plusieurs mois des véritables toniques, le quinquina et les amers, ont à peine suffi à le relever.

Les jaunisses anciennes ou récentes, disparaissent très-promptement par l'emploi des eaux de Vichy, et pareillement, les dyspepsies, les affections intestinales, et même les gastralgies qui sont amenées par une altération de la bile. Cette action des eaux sur la sécrétion biliaire, et en général sur les fonctions du foie, est une des plus remarquables. En très-peu de temps de leur usage, la bile, entravée dans sa formation, ou altérée dans quelques-uns de ses principes, éprouve des changements manifestes et reprend sés qualités normales. C'est là ce qui explique la grande efficacité du traitement thermal dans les *coliques hépatiques* et les *calculs biliaires*. Il se passe ici un acte analogue à celui que nous avons constaté dans la gravelle. Le foie, réveillé dans son énergie fonctionnelle, travaille activement au rejet des calculs, et la bile, modifiée dans sa consistance et rendue plus fluide, offre moins de prise à leur reproduction. Action détersive, à laquelle il faut pareillement ajouter une action calmante. La violence des coliques hépatiques est diminuée et le plus souvent enrayée. Ce dernier effet se produit alors même que les coliques ne sont pas déterminées par la présence des calculs. Dans tous les cas, après une saison passée aux eaux, les malades con-

statent au moins une longue rémission dans les attaques, de la diminution dans leur durée et leur intensité, et une facilité plus grande à rendre des
calculs souvent très-volumineux.

Mais il en est des coliques hépatiques comme des
coliques néphrétiques : les eaux, si on ne les administre avec précaution, ont une grande tendance à
les réveiller. C'est un écueil qu'il faut toujours
chercher à éviter, parce qu'il est sans utilité pour le
malade. Dans aucune maladie, nous l'avons dit,
il n'est plus avantageux de provoquer la nature
que de la contrarier dans ses efforts, et la médication thermale ne nous paraît réellement avantageuse,
qu'autant qu'elle se borne à réveiller, par la stimulation mesurée de toutes les fonctions, les forces
générales de l'organisme, le plaçant ainsi dans les
meilleures conditions pour que la guérison s'ac-
complisse. Cela est si vrai que, sauf chez quelques
malades dont la vésicule biliaire est gorgée de concrétions, les accès de coliques hépatiques déterminées par l'abus des eaux n'amènent pas, en général, l'expulsion de calculs. Elles n'apportent donc
au malade qu'une perte de forces et des souffrances
inutiles, et en même temps qu'elles contrarient les
bons effets du traitement, elles retardent la guérison
définitive. Lorsque ces accidents se produisent, et
nous devons ajouter qu'il n'est pas toujours possible de les prévenir, l'indication est de suspendre

l'usage des eaux et de ne pas se hâter de le reprendre, dès que la crise est terminée. Notre habitude, dans ces cas, est de ne donner les eaux qu'à très-petites doses, et après avoir soumis le malade, pendant deux ou trois jours, à l'usage exclusif des bains.

Nous croyons inutile d'ajouter que les eaux de Vichy n'ont aucune action sur les calculs biliaires, pour les dissoudre. Une pareille opinion est ici plus insoutenable encore que pour les calculs urinaires, et rien, ni l'expérience ni la raison chimique, ne peut justifier ceux qui l'ont émise et qui ont essayé de la propager.

MALADIES DE L'UTÉRUS.

Depuis que M. Michelet a écrit, avec sa grande âme d'artiste, l'oraison médicale et funèbre de l'*Amour* et qu'il a défini notre époque : « Le siècle des maladies de matrice, » toutes les femmes se sont regardées de ce côté, et chacune tenant à honneur d'être de son siècle, il en est peu qui aient résisté à la douloureuse tentation de se croire atteintes. Alors ces affections se sont révélées comme par maléfice, et tout le monde de dire avec le poëte, que maintenant, en effet, elles sont d'une incroyable fréquence. Pas plus qu'autrefois peut-être; mais puisque aujourd'hui l'attention est fixée sur elles, c'est un bien, et l'on aura plus souvent, d'un côté, le courage de les signaler, et de l'autre l'occasion de les guérir.

L'utérus est l'organe sous-diaphragmatique le moins directement influencé par les eaux de Vichy, et, comme pour les maladies du foie, nous faisons des réserves, relativement à leur efficacité, sur les dégénérescences et les transformations organiques qui peuvent l'atteindre. Utiles peut-être, dès le début d'une affection squirrheuse, quand la santé générale peut encore être maintenue, elles sont sans action sur les progrès de la maladie, et dès que les hémorrhagies se prononcent, elles deviennent nuisibles. Utiles bien plus encore, dans les engorgements inflammatoires, résultats d'une métrite chronique et s'accompagnant d'induration profonde et étendue de l'organe, elles n'agissent cependant qu'avec une lenteur extrême pour les réduire, et elles ne les empêchent pas de dégénérer, toutes les fois qu'il y a chez la malade une prédisposition à la diathèse cancéreuse. Leur action est encore très-hypothétique contre les tumeurs fibreuses, constituant le plus ordinairement une affection locale, sans dérangement général de la santé, et cela concorde avec l'expérience reconnue, que les eaux de Vichy agissent difficilement sur l'organe utérin d'une manière immédiate et directe. Ces réserves admises, il reste les érosions ou ulcérations idiopathiques, causes ou résultats d'engorgement, qui de toutes les affections utérines sont incomparablement les plus nombreuses, et sur lesquelles les eaux ont une influence marquée et très-salutaire.

On sait que ces affections, dont la gravité a d'ailleurs été beaucoup exagérée, réclament de bonne heure l'intervention d'un traitement chirurgical et que, attaquées ainsi au début, on peut facilement les faire disparaître. Mais lorsqu'elles se prolongent, et c'est le cas le plus ordinaire, elles amènent toujours des troubles et un dérangement notable dans la santé générale. Les eaux de Vichy peuvent-être employées avant ou après la cautérisation, et de préférence après qu'avant, mais jamais elles ne peuvent la remplacer. Elles n'ont pas de vertu cicatrisante, et leur action se porte moins sur les lésions que sur les symptômes qui les suivent. La plupart des femmes qui viennent à Vichy traînent, depuis un temps plus ou moins long, une existence dolente, affaiblie, mêlée de souffrances et d'incommodités. Elles ont des pesanteurs au siége, d'autant plus fortes que l'engorgement est plus volumineux et plus ancien, des tiraillements et des douleurs dans les reins, dans les aines et les cuisses. Leur marche est lente, pénible, souvent à peine possible. Cet état de souffrance continue, s'exaspère ordinairement et peut se compliquer d'accidents hystériques à l'époque des règles, qui sont presque

toujours dérangées et douloureuses. En même
temps les digestions sont lentes, difficiles, mauvaises, le ventre se ballonne et se remplit de coliques venteuses. Dans cet état, il n'est pas rare de
voir les malades conserver un certain embonpoint
et une apparence de santé; mais presque toujours,
si la maladie est un peu ancienne, la nutrition est
altérée, la peau a pris une teinte pâle et jaune, et
les femmes sont très-faibles et très-amaigries.

C'est contre cet appareil de symptômes généraux
et impersonnels, osons-nous dire, à la lésion uté-
rine, que les eaux de Vichy, convenablement ad-
ministrées, exercent leur grande efficacité. Elles
agissent d'abord sur les voies digestives, dont elles
réveillent l'énergie fonctionnelle. Les digestions
reprennent leur activité et se régularisent; dès
lors la nutrition étant plus complète, les forces reviennent, la physionomie se colore et l'embonpoint
reparaît. Il n'est souvent besoin que de quelques
semaines pour opérer d'aussi grands changements,
et beaucoup de femmes quittent Vichy dans un état
de santé méconnaissable. D'autre part les tiraillements si pénibles et les souffrances lombaires et
inguinales subissent du traitement thermal cette
action sédative qu'il exerce constamment contre la
douleur, pourvu que celle-ci soit symptomatique
et non pas essentielle à la maladie. Et ceci est une

propriété bien remarquable dont nous avons déjà
parlé, et sur laquelle nous arrêtons l'attention.

Ainsi les eaux de Vichy font disparaître prompte-
ment le symptôme douleur, dans la dyspepsie, dans
la gravelle, dans les hépatites et les engorgements
du foie et de la rate : — elles enrayent presque
sûrement les coliques néphrétiques et hépatiques ;
mais pourtant quelquefois elles les réveillent, parce
que quelquefois aussi celles-ci ne sont pas sympto-
matiques d'un calcul, et paraissent constituer une
affection nerveuse. — Enfin elles ne calment pas,
souvent même elles exaspèrent la douleur dans les
gastralgies essentielles, et qui n'expriment, comme
cause et comme principe, rien autre que la névralgie de l'estomac.

Dans la maladie qui nous occupe, elles agissent
suivant ces conditions déterminées. Peu de temps
après leur emploi, les femmes éprouvent un soulagement qui est déjà un bien-être, et qui, progres-
sant toujours, ne tarde pas à amener un état
très-satisfaisant. La marche devient libre, facile ou
au moins possible, et tandis que la faiblesse et les
pesanteurs lombaires disparaissent, on peut quelquefois constater une certaine diminution de l'engorgement du col utérin. C'est pour atteindre ces
résultats qu'on a beaucoup vanté les bains de piscine, auxquels, dans le plus grand nombre de cas,
nous préférons les bains de baignoire, la position

horizontale étant de toutes, en général, la meilleure dans ces maladies. Il est nécessaire aussi, pour leur entière efficacité, que les bains soient prolongés dans une certaine mesure ; mais il nous semble bien difficile de soumettre sans inconvénients à une immersion quotidienne de cinq heures des malades qui sont déjà très-affaiblies, et bien que dans certains cas cette méthode ait paru avantageuse, nous avons à notre connaissance une foule d'exemples, qui prouvent que ces excès sont plus souvent nuisibles qu'utiles.

Cependant, au milieu de ces changements si favorables, tandis que les forces reviennent avec l'embonpoint et que les symptômes douloureux cessent, la lésion locale n'éprouve pas de modification. Les fissures et les ulcérations, superficielles ou profondes, simples ou granulées, restent stationnaires, et l'écoulement leucorrhéique persiste, avec sa même abondance et ses mêmes qualités. Le traitement thermal est ici sans influence, et sans influence aussi sur les déplacements de l'utérus, qui accompagnent fréquemment la maladie. Seulement il est facile de comprendre que, par ses heureux effets de reconstitution générale, il prépare aux moyens chirurgicaux une grande efficacité d'action, pour achever la guérison.

La principale difficulté dans les maladies de l'utérus, est de faire supporter aux malades la médication thermale. Beaucoup de femmes, déjà très-impressionnables par tempérament, sont rendues encore plus susceptibles par leur état de faiblesse et de souffrances prolongées. Les eaux alors souvent les surexcitent et leur procurent divers troubles nerveux ; aussi faut-il ne les donner qu'en tâtonnant et à doses très-faibles. Les grandes quantités d'eau que quelques médecins prescrivent, dans le but de faire fondre l'engorgement utérin, qui ne fond pas du tout, sont toujours un obstacle au succès du traitement et un danger pour les malades. C'est principalement dans ces circonstances, qu'on voit se développer et les accidents de vive surexcitation et les troubles nerveux, portés quelquefois jusqu'à l'hystérie, qui augmentent les souffrances des malades et les jettent dans le plus triste découragement. Il est aussi un certain nombre de femmes chez lesquelles l'hystérie existe à l'état de maladie ou d'imminence, très-susceptible de se déclarer sous l'influence des eaux. En général, ces cas nous paraissent constituer une contre-indication au traitement, et lorsque après quelques essais tentés avec prudence, on ne parvient pas à le faire tolérer, le mieux est de l'abandonner.

CHLOROSE.

(Pâles couleurs.)

Toutes les années on voit arriver à Vichy de nombreuses jeunes filles au teint décoloré, à la physionomie et au regard tristes, frappées de langueur
sur toute leur personne et dans tous leurs mouvements, parfois respirant à peine et obligées de s'arrêter à chaque pas, pour comprimer les battements
de leur cœur. Ces jeunes filles, atteintes de chlorose
prononcée, un mois après ont retrouvé leur animation et leur fraîcheur ; une transformation complète
s'est opérée en elles : la vie circule dans tous leurs
gestes, et sur leur physionomie, la joie se mêle à
l'éclat de la jeunesse et de la santé revenue.

La chlorose, quelle que soit sa forme et ses degrés, est toujours guérie ou très-heureusement modifiée par les eaux de Vichy. Nous avons déjà vu
avec quelle efficacité elles agissent dans les cas de
chloro-anémie, suite d'engorgements viscéraux et de
cachexie paludéenne, et toutes les fois que le sang est
appauvri, par le fait d'affections longues et chroniques, qui altèrent la nutrition et portent coup à la
santé générale. Elles ne sont ni moins actives ni
moins salutaires, dans la chlorose pure et idiopathique. Ici aucun organe n'est malade, mais tous souf-

frent, toutes les fonctions languissent; c'est un état
grave et qu'on a le tort de négliger trop souvent.

Les digestions sont des premières troublées, l'appétit est nul, irrégulier, bizarre; l'estomac est sans
énergie, les aliments sont mal digérés et provoquent
des spasmes et des douleurs. La menstruation est
toujours pervertie, diminuée, difficile, le plus souvent interrompue; il en résulte des troubles nerveux
inimaginables, et il faudrait faire un volume pour
écrire toutes les souffrances physiques, morales et
intellectuelles que subissent les personnes atteintes.
La pâle Ophélia était chlorotique.... c'est pour cela
peut-être, raison de patriotisme à défaut du climat,
que parmi les jeunes filles dont nous parlons, on
rencontre beaucoup d'Anglaises; miss touchantes,
aux airs dolents et inclinés, qui portent sur leur
front le triple découronnement d'un tempérament
lymphatique, de la maigreur et du spleen.

Le premier effet des eaux, pour remédier à ce
désordre général et constitutionnel, se porte sur les
voies digestives, dont elles excitent la vitalité, si
grande d'ailleurs que soit leur atonie. En très-peu
de jours, dans la majorité des cas, on voit l'appétit
renaître et les digestions se faire avec énergie et
régularité. Le reste va de soi; les malades digérant
bien se nourrissent davantage, et, à la faveur d'une
assimilation plus complète, toute l'économie ne
tarde pas à se ressentir de la stimulation primi-

tive. C'est ainsi que, par l'action présente ou consécutive du traitement, on voit disparaître successivement tous les troubles fonctionnels qui font
cortége à la maladie. Les époques reviennent quand
elles avaient cessé; elles se régularisent et reprennent un cours normal : les étouffements, les palpitations, ne se font plus sentir, les forces renaissent
avec l'embonpoint et l'animation du visage.

Nous ne croyons pas cependant, malgré l'opinion de quelques-uns de nos honorables confrères,
que les eaux de Vichy puissent suffire à l'entière
guérison de la chlorose. Le fer, suivant nous, est
indispensable pour amener cette guérison, parce
que seul il produit l'augmentation des globules du
sang, et les eaux de Vichy, nous parlons des plus
ferrugineuses, n'en contiennent pas assez. Il faudrait au moins, pour obtenir un plein succès de
leur usage, les continuer pendant longtemps, et on
tomberait alors dans un inconvénient plus grave.
On peut admettre cependant que dans les cas
d'anémie légère ou accidentellement amenée par
une hémorrhagie abondante, le traitement thermal
puisse suffire; mais quand la maladie est profonde et que l'appauvrissement du sang est porté
jusqu'à la cachexie, il est nécessaire, si on ne veut
pas s'exposer à une récidive, de continuer l'action
salutaire des eaux, par l'usage suffisamment prolongé des préparations ferrugineuses.

DIABÈTE. — ALBUMINURIE.

Si le diabète était, comme l'a prétendu M. Mialhe, le résultat d'une altération dans les propriétés chimiques du sang, lequel aurait perdu ses qualités physiologiquement *alcalines,* et serait devenu *neutre* ou *acide,* les eaux alcalines de Vichy constitueraient certainement le meilleur remède qu'on pût lui opposer, et agiraient sur lui avec une sûreté spécifique. C'est à cette espérance, du reste, que l'on doit de voir venir à Vichy, toutes les années, un si grand nombre de diabétiques. Malheureusement la théorie de M. Mialhe, théorie purement chimique, assimile trop facilement les opérations de l'organisme vivant aux expériences de laboratoire, et, comme celle de M. Petit sur la goutte, elle repose sur un fait parfaitement erroné. Le sang des diabétiques n'a jamais été trouvé acide ou seulement neutre, pas plus qu'on n'a trouvé de l'acide urique dans le sang des goutteux. M. Bouchardat a prouvé, au contraire, que dans le diabète, il conserve les qualités faiblement alcalines qui le caractérisent physiologiquement, et qui, d'ailleurs, ne paraissent pas assez actives pour détruire, comme le veut M. Mialhe, le sucre qui se forme dans l'économie en état de santé, et empêcher ainsi la maladie de se produire. Il en résulte que les eaux de Vichy ne sont point un spécifique du diabète, et que, loin de pouvoir les ordonner avec une assurance de guérison, il ne faut espérer de leur emploi que des effets avantageux dans bien des cas, mais uniquement palliatifs.

Entre autres symptômes plus ou moins variables, le diabète en présente trois d'une constance générale, et qui sont, avec l'absence de fièvre, l'émission journalière d'une grande quantité d'urines décolorées et inodores, une faim exagérée et une soif ardente. Joignons à cela la présence du sucre dans les urines, qui est le signe, sinon pathognomonique, au moins le plus caractéristique de la maladie. Quand, par hasard, il survient de la fièvre chez un diabétique, les eaux de Vichy sont nuisibles, et il ne faut pas songer à les employer. Voici maintenant comment nous les avons vues agir contre les autres symptômes.

Nous avons soigné à l'hôpital de Vichy un certain nombre de diabétiques, ces malades étant soumis en même temps à l'usage modéré des eaux et à une diététique sévère : nourriture exclusivement animale, pain de gluten, double ration de vin et d'aliments. Chez tous, après huit à dix jours de traitement, nous avons constaté une diminution, souvent très-marquée, du sucre dans les urines, sans que pourtant la maladie parût s'amender, ni qu'il y eût amélioration dans la santé générale. Nous

faisons cette remarque, parce que la quantité de
sucre ne nous paraît pas devoir être prise, comme
le signe le plus certain, pour mesurer le degré d'intensité de l'affection. Nous accordons sur ce point
une importance plus grande aux autres symptômes,
la faim, la soif et l'abondance des urines. Il y a, en
effet, une foule de causes, en dehors de l'état pathologique, qui peuvent faire varier la quantité du
sucre, et, parmi ces causes, la principale est le régime. Aussi avons-nous l'habitude de faire toujours
porter nos analyses sur les urines rendues le matin
à jeun. Un exemple remarquable, que nous pouvons
citer à l'appui de cette opinion, est celui d'un jeune
soldat venu à Vichy dans un état de maigreur et
d'affaiblissement considérables, combiné avec une
faim extraordinaire et une soif ardente, et dont les
urines très-abondantes présentaient une quantité
relativement faible (20 grammes) de sucre. Dès les
premiers jours du traitement, et, sans nul doute,
par l'action combinée des eaux et du régime, la
proportion de glucose diminua rapidement, au point
de devenir à peine appréciable aux réactifs, sans
jamais pourtant cesser de l'être; mais les autres
symptômes persistèrent, et à la fin du traitement
nous ne pûmes constater qu'une faible amélioration
dans leur intensité et dans l'état général du malade.

Ce n'est guère que vers le quinzième ou le ving-
tième jour de l'usage des eaux, que la faim et la

soif paraissent être attaquées et se modifier sous
leur influence. Nous avons là-dessus des observations assez précises, basées sur les prescriptions
journalières de boissons et d'aliments faites aux
malades. A ce moment, ils commencent en général
à se sentir apaisés, et nous pensons que si la sèche-
resse de la bouche et le besoin de boire ont paru
céder beaucoup plus tôt, on n'a pas tenu assez
compte, dans l'appréciation, de la grande quantité
d'eau minérale que consomment certains malades ;
moyen qui en vaut un autre pour s'humecter la
gorge et étancher sa soif. Vers la même époque,
l'abondance des urines diminue ; souvent alors elles
ont perdu toute trace de sucre, elles se colorent
légèrement et reprennent un peu d'odeur. En même
temps les forces reviennent, la constitution se re-
fait, les troubles que l'on remarque fréquemment
dans la vision disparaissent ; en somme, la maladie
est suspendue dans ses symptômes les plus graves, et
le traitement se termine par une grande et générale
amélioration.

Nous ne croyons pas qu'on puisse espérer davantage des eaux de Vichy dans le diabète, et souvent
même on n'en retire pas des effets aussi satisfaisants. Ceci se voit surtout, lorsque les malades ont
trop tardé pour venir tenter la cure. A la suite et
par le fait de l'impulsion salutaire que reçoit l'organisme, la maladie, si elle est récente et conve-

nablement surveillée, peut ne plus revenir; mais le
plus souvent, au bout d'un temps plus ou moins
long, on voit le sucre reparaître dans les urines.
Cette rémission dans les symptômes n'en est pas
moins un résultat des plus heureux, d'autant qu'on
peut la renouveler toutes les années par une nouvelle cure, et atténuer ainsi presque indéfiniment
les ravages d'une maladie toujours très-grave et
dont on ne peut que très-difficilement admettre la
guérison radicale. Nous devons signaler pourtant,
pour l'encouragement des malades, le cas authen-
tique d'un diabétique, guéri par l'usage des eaux
de Vichy, cas observé et relaté par M. le docteur Contour.

Nous n'avons pas une opinion suffisamment éclai-
rée sur l'action des eaux de Vichy dans l'*albuminurie*. Nous les avons vues quelquefois contribuer
efficacement à ranimer les forces générales éteintes
et produire un amendement notable dans le symptôme spécial à la maladie; mais nous les avons vues
d'autres fois, rester sans effet sur la production de
l'albumine dans les urines, et d'autres fois aussi
amener une extension rapide de l'anasarque. Nous
croyons cependant qu'elles peuvent rendre des services, dans les cas surtout où il s'agit de remédier
au trouble des fonctions digestives, et que, admi-
nistrées à petites doses, on peut en attendre des
effets palliatifs avantageux.

*
* *

Après avoir rapidement indiqué le degré d'efficacité des eaux dans les diverses maladies qui
composent la clinique de Vichy, nous devrions peut-
être expliquer la manière de se produire de cette
efficacité ; en d'autres termes, déterminer le mode
d'action des eaux. C'est sur cette question qu'on
a vu naître, depuis une vingtaine d'années, ces
nombreuses théories médicales, dont le moindre
inconvénient est d'être aussi aventurées qu'inutiles,
et dont le tort le plus grave a été de devenir l'écueil
de toute bonne pratique à Vichy. Nous nous abstien-
drons de donner dans ces imaginations. Un bon
motif est qu'on ne réussit pas toujours à sauver sa
petite raison et à se garder de l'absurde, quand on
se livre à un pareil travail. Nous avons lu dans les
diverses pages d'un livre publié sur la matière, que
les eaux de Vichy ont sur notre organisation malade une action *spécifique, altérante, dépurative,
dissolvante, reconstituante, tonique, hyposthé-
nisante, excitante, sédative, contro-stimulante,
antiphlogistique, plastique, antiplastique;* qu'elles
lessivent le sang, qu'elles *ramollissent* les tissus,
qu'elles les *nettoient,* qu'elles les *lavent*....

Le lecteur se dira à soi-même ce qu'il en pense ;
pour nous, nous demandons à quoi toutes ces choses
peuvent bien servir, sauf à effrayer nos confrères et à

éloigner les malades des thermes. A moins qu'on
n'ait eu pour but, en les écrivant, de poser pour
la force, et de prouver que si le colosse de Rhodes
vivait encore, au lieu d'un tremblement de terre,
un verre d'eau de Vichy pourrait suffire pour le
renverser....

Les eaux de Vichy ont une triple action bien
caractérisée et à peu près constante, sur toutes les
personnes qui en font usage.

Prises en bains, elles excitent la surface cutanée
et réveillent, en les stimulant, les fonctions de la
peau.

A l'intérieur, elles produisent un effet pareil sur
la muqueuse gastro-intestinale et sur les fonctions
digestives, qui se régularisent sous leur influence.

Elles activent fortement la sécrétion urinaire et
elles favorisent la transpiration.

C'est-à-dire qu'elles agissent directement, pour
accroître leur énergie, sur l'ensemble des facultés
nutritives, faculté d'assimilation et faculté d'élimination, et à ce titre elles doivent être admises
comme un des plus puissants modificateurs de
l'économie.

Cela suffit, croyons-nous, pour permettre de comprendre, au moins d'une manière générale, qu'elles
soient très-salutaires dans la plupart des maladies
chroniques, où les fonctions dont nous parlons sont
presque toujours éteintes ou perverties.

AXIOMES.

1. Les eaux de Vichy sont alcalines-gazeuses et thermales à des degrés différents.
2. Il y a treize sources à Vichy, huit naturelles et cinq artificielles.

*
* *

3. Toutes les sources ont les mêmes propriétés physiques.
4. Elles ne diffèrent entre elles que par leurs degrés de thermalité : c'est la différence de température qui leur donne un goût différent.
5. Pareillement, toutes les sources ont les mêmes propriétés chimiques et sont composées des mêmes éléments.
6. Chez toutes le bicarbonate de soude constitue le principe dominant, et elles en contiennent environ cinq grammes par litre.
7. Elles sont très-chargées d'acide carbonique libre, dont elles contiennent une proportion moyenne d'un demi-litre par litre.

*
* *

8. Toutes les sources naturelles sont plus chaudes
   et plus abondantes, celle des *Célestins* exceptée, et plus minéralisées que les sources
   artificielles.

9. Les sources artificielles contiennent plus d'acide
   carbonique libre que les sources naturelles,
   la source *Lucas* exceptée.

10. Dans les sources naturelles, l'abondance et la
    température sont toujours en raison directe,
    c'est-à-dire qu'elles augmentent ou dimi-
    nuent en même temps, et, parmi ces sources,
    toujours les plus abondantes sont les plus
    chaudes, et réciproquement.

11. La même corrélation et la même loi n'existent
    pas pour les sources artificielles.

*
* *

12. Aucune des sources de Vichy ne possède de
    propriété spécifique particulière, et elles peu-
    vent se remplacer l'une par l'autre dans le
    traitement de toutes les maladies.

13. La réputation de spécialité que quelques-unes
    possèdent, doit être considérée comme une
    indication bonne à suivre, eu égard à certains
    faits d'expérience, mais qui n'a rien d'absolu.

14. Dans tous les cas, la source la meilleure applicable est celle que le malade supporte le mieux.

15. Les eaux de Vichy sont stimulantes et elles ne sont pas un médicament tonique.

* * *

16. Les eaux de Vichy sont employées contre les affections chroniques et seulement *chroniques,* où qui ont leur siége dans les organes placés *au-dessous* du diaphragme.

17. Elles ne doivent pas l'être dans les maladies chroniques, qui affectent les organes situés *au-dessus* du diaphragme.

18. Elles sont curatives dans la gravelle, le catarrhe vésical, les maladies du tube digestif, du foie, de la rate, les coliques hépatiques, la cachexie paludéenne, la chlorose, etc., etc.

19. Elles sont préventives et efficacement palliatives dans la goutte, le diabète et l'albuminurie.

20. Dans la goutte, leur efficacité palliative dépasse celle de toutes les eaux minérales et de tous les remèdes connus.

21. Les eaux de Vichy, pour être salutaires, doivent être employées à petites doses.

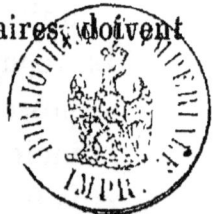

FIN.

TABLEAU comprenant les quantités des divers composés salins, hypothétiquement attribués à 1 litre de chacune des eaux minérales du bassin de Vichy. (BOUQUET, Composition chimique des eaux de Vichy.)

DÉSIGNATION DES LOCALITÉS.	VICHY.									VAISSE.	HAUTE-RIVE.	SAINT-YORRE.	ROUTE DE CUSSET.
Dénomination DES SOURCES.	GRANDE-GRILLE.	PUITS CHOMEL.	PUITS CARRÉ.	LUCAS.	HÔPITAL.	CÉLESTINS.	NOUVELLE SOURCE DES CÉLESTINS.	PUITS BOUSSON.	PUITS DE L'EXCLOS DES CÉLESTINS.	PUITS DE VAISSE.	PUITS D'HAUTERIVE.	SOURCE DESAIN-YORRE.	PUITS DE JESSAUDS.
Acide carbonique libre.	0,908	0,768	0,876	1,751	1,067	1,049	1,299	1,555	1,750	1,968	2,183	1,333	1,908
Bicarbonate de soude	4,883	5,091	4,893	5,004	5,029	5,103	4,101	4,857	4,910	3,537	4,687	4,881	4,016
— de potasse.	0,352	0,371	0,378	0,282	0,440	0,315	0,231	0,292	0,527	0,232	0,189	0,233	0,189
— de magnésie.	0,303	0,338	0,335	0,275	0,200	0,328	0,554	0,213	0,238	0,382	0.501	0,479	0,425
— de strontiane.	0,303	0,003	0,003	0,005	0,005	0,005	0,005	0,005	0,005	0,005	0,003	0,005	0,003
— de chaux.	0,434	0,427	0,421	0,545	0,570	0,462	0,699	0,614	0,710	0,601	0,432	0,514	0,604
— de protoxyde de fer. . . .	0,004	0,004	0,004	0,004	0,004	0,004	0,044	0,044	0,028	0,004	0,017	0,010	0,096
— de protoxyde de manganèse.	traces.	traces.	traces.	traces.	traces.	traces.	traces.	traces.	traces.	traces.	traces.	traces.	traces.
Sulfate de soude.	0,291	0,291	0,291	0,291	0,291	0,291	0,314	0,314	0,314	0,243	0,291	0,271	0,250
Phosphate de soude.	0,130	0,070	0,028	0,070	0,046	0,091	traces.	0,140	0,081	0,162	0,046	traces.	traces.
Arséniate de soude.	0,002	0,002	0,002	0,002	0,002	0,002	0,003	0,002	0,003	0,002	0,002	0,002	0,003
Borate de soude	traces.	traces.	traces.	traces.	traces.	traces.	traces.	traces.	traces.	traces.	traces.	traces.	traces.
Chlorure de sodium.	0,534	0,534	0,534	0,518	0,518	0,534	0,550	0,550	0,534	0,508	0,534	0,518	0,335
Silice.	0,070	0,070	0,068	0,050	0,050	0,060	0,065	0,055	0,065	0,041	0,071	0,052	0,032
Matière organique bitumineuse.	traces.	traces.	traces.	traces.	traces.	traces.	traces.	traces.	traces.	traces.	traces.	traces.	traces.
Totaux.	7,914	7,959	7,833	8,797	8,222	8,244	7,865	8,601	9,165	7,755	8,956	8,298	7,811

TABLEAU comprenant les proportions des divers principes, acides et basiques, contenues dans 1 litre de chacune des eaux minérales du bassin de Vichy.

DÉSIGNATION DES LOCALITÉS	VICHY.									VAISSE.	HAUTE-RIVE.	SAINT-YORRE.	ROUTE DE CUSSET.
Dénomination DES SOURCES.	GRANDE-GRILLE.	PUITS CHOMEL.	PUITS CARRÉ.	LUCAS.	HÔPITAL.	CÉLESTINS.	NOUVELLE SOURCE DES CÉLESTINS.	PUITS DUBOSSON.	PUITS DE L'ENCLOS DES CÉLESTINS.	PUITS DE VAISSE.	PUITS D'HAUTERIVE.	SOURCE DE SAINT-YORRE.	PUITS DE MESDAMES.
Acide carbonique	4,418	4,429	4,418	5,348	4,719	4,705	4,647	5,071	5,499	4,831	5,640	4,957	5,029
— sulfurique	0,164	0,164	0,164	0,164	0,164	0,164	0,177	0,177	0,177	0,137	0,164	0,153	0,141
— phosphorique	0,070	0,038	0,015	0,038	0,025	0,060	traces.	0,076	0,044	0,088	0,025	traces.	traces
— arsénique	0,001	0,001	0,001	0,001	0,001	0,001	0,002	0,001	0,002	0,001	0,001	0,001	0,002
— borique	traces.	traces.	traces.	traces.	traces.	traces.	traces.	traces.	traces.	traces.	traces.	traces.	traces.
— chlorhydrique	0,334	0,334	0,334	0,324	0,324	0,334	0,344	0,344	0,334	0,318	0,334	0,324	0,222
Silice	0,070	0,070	0,068	0,050	0,050	0,060	0,065	0,055	0,065	0,041	0,071	0,052	0,032
Protoxyde de fer	0,002	0,002	0,002	0,002	0,002	0,002	0,020	0,002	0,013	0,002	0,005	0,005	0,012
Protoxyde de manganèse	traces.	traces.	traces.	traces.	traces.	traces.	traces.	traces.	traces.	traces.	traces.	traces.	traces.
Chaux	0,169	0,166	0,164	0,212	0,222	0,180	0,272	0,239	0,276	0,265	0,168	0,200	0,235
Strontiane	0,002	0,002	0,002	0,003	0,003	0,003	0,003	0,003	0,003	0,003	0,002	0,003	0,002
Magnésie	0,097	0,108	0,107	0,088	0,064	0,105	0,177	0,068	0,076	0,122	0,160	0,153	0,136
Potasse	0,182	0,192	0,196	0,146	0,228	0,163	0,120	0,151	0,273	0,115	0,098	0,121	0,098
Soude	2,488	2,536	2,445	2,501	2,500	2,560	2,124	2,500	2,486	1,912	2,368	2,409	1,957
Matière bitumineuse	traces.	traces.	traces.	traces.	traces.	traces.	traces.	traces.	traces.	traces.	traces.	traces.	traces.
Totaux	7,997	8,042	7,916	8,877	8,302	8,327	7,951	8,687	9,248	7,835	9,039	8,378	7,866

TABLE DES MATIÈRES.

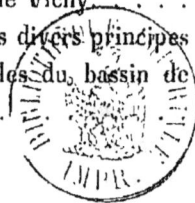

www.ingramcontent.com/pod-product-compliance
Lightning Source LLC
Chambersburg PA
CBHW071854200326
41519CB00016B/4385